ギャンブル等依存症

対策士

資格認定テキスト

監修 一般社団法人ギャンブル等依存症対策研究会

編集 谷岡一郎・小原圭司

中央法規

はじめに

2016年に「特定複合観光施設区域の整備の推進に関する法律（IR推進法）」が成立し、日本で行われている既存のギャンブル種目に、新たにカジノ・ゲーミングが加わることになりました。この法律の附帯決議として、国には「ギャンブル等依存症患者への対策を抜本的に強化すること」が求められることになりました。この目的で2018年に成立した法律の名称には、公的に認められたギャンブル以外に、パチンコ・パチスロを含めて考える必要性から、「ギャンブル等依存症対策基本法」と、「等」という文字が加えられています。

ギャンブル等依存症対策基本法の成立を受けて、各関連業界において、いわゆるギャンブル等依存症（正式な学術用語ではありませんが、本書では以後この言葉を使用することとします）に関する従業員教育が必要となってきました。本書はそうしたニーズに応えることを主目的としています。

ギャンブルをやめられなくなり、本人や周囲の人々に劣悪な状況をつくり出すことは、精神医学の世界では病気の一種と考えられています。「病気に対する対策」という観点からは、単にかかった病気を治療するだけでは充分ではありません。どのような症状に対し、どのような治療が適切なのかを考慮することはもちろん、そもそもかからないようにするための生活習慣や環境なども対策の一部のはずです。

同じ考え方で、ひと口に「ギャンブル等依存症対策」と言われましても、その内容は多岐にわたります。かかったときの治療だけでなく、かからないための教育や、軽度なレベルでのカウンセリング、あるいは病気が治ったあとの再発防止なども、対策として考えられなくてはなりません。また本人だけでなく、家族による協力なども必要となるケースが多いため、そのような考え方による施策も対策に含まれることになるでしょう。

本書はこの分野に詳しい各専門家に執筆を依頼し、ギャンブル等に関する産業で働く従業員に、まず必要となるであろう基礎知識をまとめたものです。大阪商業大学アミューズメント産業研究所〔OUC-iai〕に本部を置く「ギャンブル等依存症対策研究会」が監修者となっていますが、その研究会の谷岡一郎（OUC-iai所長）と小原圭司（島根県立心と体の相談センター所長）が中心となって編集しました。加えて大谷信盛（OUC-iai研究員）、谷岡辰郎（大阪商業大学特任准教授）といったメンバーも編集作業に参加しました。本書は基礎編的な位置づけですが、近い将来、より上位レベルのテキストも予定しています。ご期待ください。

このベーシックコースは、たとえ顧客と直接対峙しない職業に就く者でも、この産業に従事する者には必要な内容ですので、まずはしっかりと学んでいただきたいと考えています。

2024年2月

編者代表　谷岡 一郎

ギャンブル等依存症に対する DSM と ICD での診断名について

DSM での診断名

	出版年	病　名	訳　語
DSM-III	1980	pathological gambling	病的賭博 （翻訳書の出版は1982）
DSM-III-R	1987	pathological gambling	病的賭博
DSM-IV	1994	pathological gambling	病的賭博
DSM-IV-TR	2010	pathological gambling	病的賭博
DSM-5	2013	gambling disorder	ギャンブル障害 （翻訳書の出版は2014）
DSM-5-TR	2022	gambling disorder	ギャンブル行動症 （翻訳書の出版は2023）

　　DSM（Diagnostic and Statistical Manual of Mental Disorders）とは、アメリカ精神医学会（American Psychiatric Association）によって出版されるもので、日本では「精神疾患の診断・統計マニュアル」と訳されています。精神科医による精神障害／疾患の国際的な診断基準とされているマニュアルで、下記の ICD とともに世界中で用いられています。

　　DSM は定期的に更新され、最新版は 2013 年に出版された第 5 版（DSM-5）でしたが、2022 年（翻訳書は 2023 年）に改訂版である DSM-5-TR（TR は Text Revision の略）が出版されました。ギャンブル等依存症に関して、翻訳書における DSM-5 から DSM-5-TR への改訂の一番大きな変更点は、ギャンブル等依存症の診断名が「ギャンブル障害」から「ギャンブル行動症」に変更されたことです（英語の診断名は変更なし）。

ICD での診断名

	WHO 総会での承認	日本での適用	病　名	訳　語
ICD-9	1975	1979	記載なし	記載なし
ICD-10	1990	1995	pathological gambling	病的賭博
ICD-11	2019	未定	gambling disorder	ギャンブル行動症（予定）

　ICD（International Statistical Classification of Diseases and Related Health

Problems：国際疾病分類）は、WHO（世界保健機関）が作成する、国際的に統一した基準で定められた死因及び疾病の分類です。我が国では、ICD は、厚生労働省の発表する公的な統計（人口動態統計）や、医療機関における診療記録（カルテ）に記載する正式な病名として用いられています。現在、我が国においては、ICD の第 10 版にあたる ICD-10 が用いられていますが、すでに第 11 版にあたる ICD-11 が WHO の総会で承認されており、まもなく日本でも公的な統計や医療機関における診療記録に適用される予定です。ギャンブル等依存症は、ICD-10 では「病的賭博」と呼ばれますが、ICD-11 では、DSM-5-TR と同様に、「ギャンブル行動症」と呼ばれる予定です。

　このように、ギャンブル等依存症については、これまでさまざまな診断名が使われてきましたが、本書では、一部の例外を除き、「ギャンブル等依存症」という呼称を使用することにします。ギャンブル等依存症対策基本法と、それに基づくギャンブル等依存症対策推進基本計画において、この呼称が用いられているためです。

目次

第**1**部

ギャンブル等依存症対策入門

目次

用語解説・巻末資料

第 **1** 部

ギャンブル等
依存症対策入門

架空体験談

　ギャンブル等依存症の当事者の、典型的な3つのパターンを記載しました。まずはこれを読んで、ギャンブル等依存症の大まかなイメージをつかみましょう。

1　Aさん：40歳、男性

　Aさんは28歳で結婚し、小学生の男の子が2人います。Aさんが最初にパチンコをしたのは、大学1年生の時です。バイト先の先輩に連れられて、バイト先の近くのパチンコ店に入りました。そこでビギナーズラックで大当たりし、1000円が4万5000円になりました。それをきっかけに、Aさんは1人でもパチンコをするようになりました。

　当初は趣味の範囲で楽しんでいましたが、社会人になり、営業職についたため、外回りの合間にパチンコをすることが習慣となりました。その頃から、負けを取り戻そうとして、またパチンコをするという繰り返しから、サラ金で借金をするようになりました。徐々にギャンブルの種目はパチンコから競馬へと移行し、その頃には以前は楽しめていたギャンブルが「借金返済の手段」へと変わっていきました。やがて、26歳の時に借金が200万円に膨らみ、自宅に督促状が届いたことで借金の存在が家族に発覚しました。「ギャンブルを二度としない」と約束し、親に借金を肩代わりしてもらいました。

　その後、結婚し子どもも生まれ、しばらく競馬をやめていましたが、36歳の時にふと競馬のテレビ中継を見たことがきっかけで競馬を再開し、40歳の時には借金が400万円にまで達し、再度家族に発覚しました。心配した家族が電話で相談したことをきっかけに、Aさんは家族に連れられて精神保健福祉センターに来所されました。

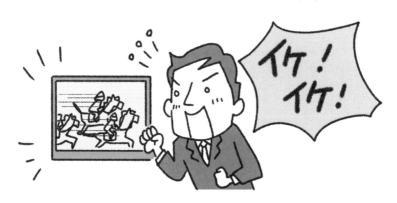

2　Bさん：35歳、女性

　Bさんには小学生の女の子が1人います。B子さんの父親はパチンコ好きで、Bさんは、小学生の時、父親がお菓子などの景品を持ち帰ってくるのを楽しみにしていました。

　Bさんは高校を卒業後、地元の小さな不動産会社に事務職として入社しました。土日が出勤で、平日が休日だったので、高校時代の友人とは休みの日程が合わず、休日の空いた時間を潰すために、パチンコを始めました。勝ったり負けたりと、日によって結果はさまざまでしたが、パチンコは1人でもできるし、打ち終わった後はすっきりするので、Bさんは「パチンコって楽しい」と思っていました。

　Bさんは25歳の時、お見合いで結婚し、その後まもなく、妊娠をきっかけに退職しました。子どもが2歳になったところで、Bさんは、子どもを保育園に預けてスーパーマーケットでパートタイムの仕事を始めました。それから、パートの仕事が終わった後などに、再びパチンコをするようになりましたが、趣味の範囲で楽しく遊ぶことができていました。

　子どもが小学生になってすぐ、夫から、近所に住む夫の両親との同居をもちかけられました。Bさんは、気が進みませんでしたが、「家賃が浮くから」などと夫から言われ、夫の父親が脳梗塞で体が不自由になっていたこともあり、断りきれませんでした。

　しかし、義理の両親との同居は、介護が必要な義父、皮肉屋の義母との生活が気詰まりで大変でした。Bさんは、義父や義母の声を聞くだけで動悸がするようになり、同居後まもなくから、心療内科に通院し、投薬を受けるようになりました。

　Bさんは、投薬により、動悸については多少楽になりました。しかし、同居のつらさは変わりませんでした。そして、パートの後、パチンコに行き、パチンコ台の前で玉の動きを見ながらぼーっと座っている時だけが、すべてを忘れられる至福の時間となりました。次第にBさんは、パチンコをする時間、つぎ込む金額が多くなっていきました。パート代だけではパチンコができないため、サラ金でお金も借りるようになりました。サラ金数社からの借り入れが滞り、家に届いた督促のハガキを夫に見られ、借金が発覚しました。夫がBさんの主治医に相談し、主治医からBさんに、専門相談機関での相談を勧められ、夫婦そろって精神保健福祉センターに来所されました。

3　Cさん：25歳、男性

　Cさんは独身で、一人暮らしをしています。Cさんには知的障害があり、養護学校を卒業後、ラーメン店の店員など、いくつかの職業を経験しましたが、なかなか長続きしませんでした。23歳の時からは、障害年金を受給しながら、ハローワークに通って仕事探しをしています。Cさんは、養護学校卒業後まもなく、当時働いていたラーメン店の先輩店員に連れられて、パチンコ店に行きました。それをきっかけに、仕事をしている間は、休みの日は朝からパチンコをするという生活を続けていました。仕事を辞め、障害年金で生活するようになってからは、パチンコのせいで、次の年金支給日までお金がもたないため、市の生活困窮者相談窓口[注]に相談し、「生活費をいったん預かり、毎週1週間分ずつ渡す」ということになりました。

　Cさんは、パチンコをした後はいつも、無駄遣いしてしまったと、悔いが残り、できればパチンコをやめたいという気持ちになります。しかし、寂しさや不安はパチンコをしていれば紛れるし、パチンコの演出も楽しいと感じています。また、たまに大勝ちしたときは、ドル箱を積んでいると、通路を通る人が、すごく羨ましそうに見るので、自分が偉くなった気がしてとても気持ちがいいのです。このため、なかなかパチンコをやめることができずにいました。そして、1週間分の生活費を受け取ると、数日でパチンコに使ってしまい、その後窓口に相談に行く、ということを繰り返していました。

　ある時、Cさんは、窓口の相談員から、「精神保健福祉センターでギャンブルとの付き合い方を見直すお手伝いをしているようです。一度行ってみたらどうでしょうか」と勧められ、精神保健福祉センターに来所されました。

注：2013年に、生活保護に至る前の段階の生活困窮者への支援を抜本的に強化することを目的に、生活困窮者自立支援法が成立した。生活困窮者相談窓口は、この法律に基づき、さまざまな暮らしの困りごとの相談支援を行うために、市町村等に設置されている窓口である。

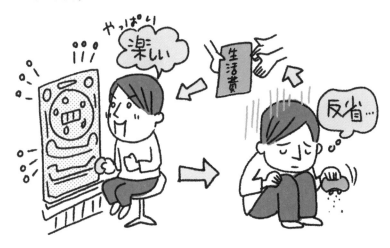

第 1 章

ギャンブルとは

ギャンブルとは何か

1 ギャンブル

　ギャンブル等依存症に関する対策を学んでいる皆さんにとって、まず「ギャンブル」とは何であるかを知っておくことは大変重要です。本書では「賭博行為[注1]（賭け事）」とか、「ギャンブリング／ゲーミング」といった用語も登場しますが、すべて「ギャンブル」と同じ意味の別の呼び方だと考えて下さい。

辞書による定義と本書の解釈

　辞書のすべてが同じ定義だとは限りませんので、日本で権威ある辞書であり、スタンダードとして一般に認知されている『広辞苑』と『日本語大辞典』を取り上げましょう。ただし本書に関連性のないと思われる部分は、省いてあります。

注1：刑法上は賭博行為という用語を使用することが多いが、本書ではあえて区別しない。

広辞苑[1]
「ギャンブル」：賭けごと。ばくち。投機。
日本語大辞典[2]
「ギャンブル」：勝負に金品を賭けること。また、その行為。丁半・双六（以下、略）

　同義反復的な説明では、似たような概念をくり返しているにすぎず、結局のところ何のことかわかりません。そこで本書は、いろいろな人の知見を参考に、ギャンブルとギャンブル的行為とをまとめて、新たに定義し直すことにしました。まずギャンブルというものを、一般に使われる狭い意味から理解することからス

タートします。しかるのち、その定義で捉えられる、やや広い概念も含めて考えるつもりです。なぜなら世間では、「この場面でのヒットエンドランは、一種のギャンブルに思える」とか、「戦争もやむなしというのは、大きなギャンブルだった」というように、実際かなり広い意味で使われてもいるからです。

本書では、ギャンブルに必要とする要素は、「チョイス」、「金品」、「偶然」という3つのキーワードに集約できると考えます。

> **ギャンブル・ギャンブル的行為に必要な要素**
>
> (1) チョイス：自由な選択／リスクの受入れ
>
> (2) 金品：現金もしくは大切な物をリスク[注2]にかける
>
> (3) 偶然：ある程度まで偶然が関与し、結果が決まる
>
> 〔＋「公平性」の原則…勝敗の確定〕

注2：ここで言うリスクとは、日本人が感覚として持つ「危ない」という意味とは少し異なる。「冒険」という意味に近いだろう。

あたりまえの記述にみえて、この3つのキーワードは、かなり難解かつ重要な要素を含んでいます。これらだけをみて、ギャンブルとは何であるかをわかったような気がするのは、たぶん思い込みにすぎません。それは先をお読みいただくと、だんだんわかってくるでしょう。

(1) チョイス

ギャンブルの勝負は、まず「自由で自主的な選択」によるものでなくてはなりません。自由であるということは、つまり強制であってはならないわけですし、ギャンブル自体を「やめること」も、チョイスにおけるオプションの一つでなくてはなりません。

このように、ギャンブルにおける「チョイス」は自由な行動ですから、どんな結果であろうと「自己責任の世界」です。逆に言うなら、結果に責任を持てない人は、ギャンブルにおけるチョイスを決断する立場ではないとも言えます。

ただし勘違いしてはいけない点があります。それは、個々のチョイスは自己責任だとしても、「その行為がずっとやめられなくなる状況（つまり、ギャンブル等依存症的状況）」は、すべてが自己責任とは言えない点です。本書の中核的な考え方として、ギャンブル等依存症は誰でもかかりうるカゼのようなものであり、適

切な指導・治療などによって回復できる病気であるという前提で
アプローチしているからです。

　とりあえずチョイスがあり、その結果に本人がリスクを負う勝
負ならば、刑法上のギャンブル行為の定義上の、重要な部分をク
リアしているという事実を覚えておいて下さい。

（2）金品

　ギャンブルが成立するためには、「勝負の結果によってやり取
りされる金品の存在[注3]」が不可欠です。ここで言う金品とは、
社会通念上、「客観的に価値のあるもの」でなくてはなりません。
従って「負けた方が荷物を持つ」とか、「好きな女の子の名前を
言う」といったものは、本人にとってどれほど価値が重くとも、
ギャンブルの対象としての金品とは言えません。

　現金やそれに類するもの、つまりすぐに現金として使用可能な
もの（切手や図書券など）は、少額でも価値あるものとされてい
ます。また市場で一定以上の金額ですぐ取引可能な物品[注4]も、
価値ある金品とみなされるでしょう。

　本書第3章第2節の「日本のギャンブルに関する法令」におい
ても述べることですが、刑法第185条において単純賭博を禁止す
る条文の中に、「ただし一時の娯楽に供する物を賭けたにとどま
るときは、この限りではない」との文言があります。一時の娯楽
に供する物とは、その場で一時的に消費できる類の物、例えば同
席者の飲食代などが代表的な例です。ですから多くともこのレベ
ルの物なら、ギャンブルの金品とはみなされないことになるで
しょう[注5]。

（3）偶然

　3つ目の要件として、勝敗が偶然を介して決まることが必要条
件です。勝てばプラスで、負けるとマイナスになります。プラス
とマイナスが両方なくてはギャンブルとは言いません。ギャンブ
ルには、プラスを求める代償としてリスクを取ることが求められ
ているからです。すでに述べましたように、金品のやり取りがギャ
ンブルの要件ですから、じゃんけんで負けた人が「ビール1杯を
一気に飲む」と言った、価値のやり取りがなされない、罰ゲーム
的な行為は含まれません。また、スポーツのトーナメント戦など

注3：専門的にいうと、
やり取りされるものは
「財物や財産上の利益」
とされている。

注4：ここに「物品」と
あるが、ゲーム上のアイ
テムやビットコインのよ
うな、架空の物も含まれ
る概念と考えてほしい。

注5：ただし、少額で
あっても金銭を賭けた場
合は「一時の娯楽に供す
る物」にあたらず、違法
となる。

で勝者や入賞者が賞金を得るようなケースも、マイナスはない[注6]と考えられるため、定義上はギャンブルをしているわけではありません。

勝負の結果にはもう一つ、「偶然」が関与しなくてはなりません。

判例上は、少しでも偶然が関与していればよくて、「ほぼ必然」のレベルでも構いません。賭け囲碁・将棋が行われていたケースで、もともとかなりの実力差があったと認められたとしても、「偶然が勝負を左右することもありえないわけではない」ことを理由に、詐欺罪ではなく賭博罪により有罪の対象となった事例があります。

賭博事犯の多くは即決裁判で決められ、多くとも数日以内の勾留で済ませるケースがほとんどです。従ってこの分野の刑事訴訟自体の数が少なく、あまり参考になる最近の判例はありません。結果として、「どこまでが許されるのか」という解釈のあいまいな境界が存在しています。囲碁・将棋の例でも、どこまでが詐欺罪でどこからが賭博罪にあたるかは不明のままとも言えます。

② 日本のギャンブル

ギャンブルの定義については、後段部でもう一度触れますが、本書のおおよその立場・理解はおわかりいただけたものと思います。その上でまず、日本に存在するポピュラーなギャンブルをざっと見てみることにしましょう。

日本に存在するギャンブルと言いますと、4種類の公営競技（競馬、競輪、オートレース、モーターボート競走）が有名ですが、パチンコ・パチスロ[注7]をはじめ、公営ギャンブル以外にもギャンブルと言うべきものがいくつかあります。順に解説を加えましょう。まずは公営競技からです。

❶ 公営競技

4種類の公営競技、いわゆる「公営ギャンブル」は、その名称のとおり、公の省庁が監督し、自治体などが施行主体です（中央競馬の施行主体は、政府全額出資の特殊法人であるJRA）。一般人（民間）には禁止されているギャンブル行為が、公にだけ許さ

れている理由は 2 つあるとされています。

　一つ目は、一般人にはギャンブルが禁止されているものの、その種の欲求は、社会の中で潜在的に大きなものであることです。従って公の側は「最小限の娯楽を提供」しなくては、社会的により大きなひずみが起こるかもしれないと言うのです。現代社会においてもはや、あまり説得力のある理由ではないと考える研究者は少なくありませんが、公営競技がスタートした昭和 20 年代は、別の考え方が支配的だったのでしょう。

　もう一つの理由は経済的なものですが、その内容は、さらに 2 つに分類することが適切と考えられます。その 2 つとは、「税収」と「経済発展」です。

　「税収」は、今もむかしも国や地方自治体を支える重要な財源です。公営競技は、売上の 25％程度を天引き[注8]して収益としていますが、経費などの出費を引いた残りの部分は、税収の一部として国や地方自治体（もしくは関連する団体）に組み込まれることになっているのです。

　公営競技に限らず、ギャンブルを税収の手段として使用した国や自治体は数多く存在します。この税を支払う人々は、単にやりたくてギャンブルをやっているだけですから（いやならやらなければ、それで払わずにすむわけですから）、税金を支払っているという感覚はほとんどありません。ギャンブルによる税が、海外において「ボランタリィ・タックス[注9]（自発的な税）」と呼ばれるゆえんです。

　経済的な理由のもう一つの内容は、「経済発展」を目的とするものです。ただし日本全体の経済発展と言うより、少し規模の小さなもので、「特定産業の育成・発展」や「特定地方の救済」などがその対象です。具体的には各団体の解説を加える中で、目的は何かを説明することにしましょう。

（1）競馬

　公営競技としての競馬は、実は 2 種類あります。国が 100％出資の特殊法人である JRA が施行者である「中央競馬」と、地方自治体による「地方競馬」の 2 つですが、どちらも農林水産省が監督省庁です。

注 8：この主催者の取り分の割合のことを「控除率」と呼ぶ。オートレースは、他の公営競技と異なり控除率は 30％である。

注 9：海外の宝くじなどは特定の政策目的を遂行するためのボランタリィ・タックスであるケースが多い。

注 10：そりに人をのせて引っぱり、砂山を越えたりもする変わりダネの競馬である。

開催場所は地方競馬の方が、中央競馬（10 カ所）の 1.5 倍くらい多いのですが、売上げを比べると多いのは中央競馬です。

「競馬と言えばサラブレッド」だと考えがちですが、アラブ系の馬や、北海道のみで見られる、ばん馬によるばんえい競馬[注10]も知られています。

根拠となる法律は、1948 年 7 月に成立した「競馬法（昭和 23 年法律第 158 号）」ですが、その目的は第 1 条に次のように書かれています。

> **第1条** この法律は、馬の改良増殖その他畜産の新興に寄与するとともに、地方財政の改善を図るために行う競馬に関し規定するものとする。

かつては「戦争目的」の馬の改良などが必要とされた時代もありました。第 1 条に見られる上記の目的は、現代の社会から考えて優先度が低下しつつあるようです。

（2）競輪

公営競技としての競輪は、経済産業省が監督省庁です。根拠となる法律は「自転車競技法（昭和 23 年法律第 209 号）」であり、1948 年 8 月に競馬法から少しだけ遅れて成立しました。

自転車競技は、その後オリンピックの種目にもなり、結果として海外での競技人口も増えています。オリンピックの自転車競技の中の「ケイリン」という種目は、公営競技で行われているものとほぼ同じルールで争います。

車券売上げの 25％を天引きして収益とする点は、他の公営競技と同じですが、目的は異なります。自転車競技法の第 1 条第 1 項には、次のような目的が記されています。

> **第1条** 都道府県及び人口、財政等を勘案して総務大臣が指定する市町村（以下「指定市町村」という。）は、自転車その他の機械の改良及び輸出の振興、機械工業の合理化並びに体育事業その他の公益の増進を目的とする事業の振興に寄与するとともに、地方財政の健全化を図るため、この法律により、自転車競走を行う

ことができる。

（3）オートレース

　オートレースも、競輪と同じく経済産業省が監督省庁です。根拠となる法律は、「小型自動車競走法（昭和 25 年法律第 208 号）」と言い、類似の目的が掲げられています。

> **第1条**　この法律は、小型自動車その他の機械の改良及び輸出の振興、機械工業の合理化並びに体育事業その他の公益の増進を目的とする事業の振興に寄与するとともに、地方財政の健全化を図るために行う小型自動車競走に関し規定するものとする。

　競走にはスズキが開発したエンジンを積んだ特殊なバイク[注11]が使用されていますので、どれだけ小型自動車の発展に寄与しているかは不明です。しかしながら日本のモーター・バイクが、数多く輸出されているのは間違いありません。

　オートレースは、公営4競技の中で最も規模の小さな競技です。

（4）モーターボート競走

　一般に「競艇」や「ボートレース」と呼ばれる公営競技は、正式には「モーターボート競走」と言います。監督省庁は国土交通省です。1951 年公布の「モーターボート競走法（昭和 26 年法律第 242 号）」に規定された営業形態で、その目的は次のとおりです。

> **第1条**　この法律は、モーターボートその他の船舶、船舶用機関及び船舶用品の改良及び輸出の振興並びにこれらの製造に関する事業及び海難防止に関する事業その他の海事に関する事業の振興に寄与することにより海に囲まれた我が国の発展に資し、あわせて観光に関する事業及び体育事業その他の公益の増進を目的とする事業の振興に資するとともに、地方財政の改善を図るために行うモーターボート競走に関し規定するものとする。

　これら4種類の公営競技に共通するのは、目的の中で「地方財政への寄与」をうたっている点ですが、それはつまり、税収など

注 11：反時計廻りに走行するため、ハンドルの右が下向きに、左が上に寄っている。急に止まると危ないためブレーキはない。

の納付金を通して、公共の福祉に貢献していることを意味します。これによって、本来なら刑法で禁止すべき行為にもかかわらず、（違法ではない状況にした上で）営業してもよいとする理論構成になるわけです。

　また、各競技についてそれぞれの根拠法の目的で述べられていますように、何らかの産業を後押しすることも、最終的に日本の経済を発展させていると考えられています。

❷ くじ種目

（1）宝くじ

　宝くじは「当せん金付証票法（昭和23年法律第144号）」（以下、宝くじ法）という、1948年公布の法律で施行が許されたギャンブル種目です。総務省が監督しています。

　宝くじ法に定められた目的は次のとおりです。

> **第1条**　この法律は、経済の現状に即応して、当分の間、当せん金付証票の発売により、浮動購買力を吸収し、もつて地方財政資金の調達に資することを目的とする。

　また、地方自治体が宝くじを発売することができることは、同法第4条および「地方財政法（昭和23年法律第109号）」で定められています。

> **第4条**　都道府県並びに地方自治法（昭和22年法律第67号）第252条の19第1項の指定都市及び地方財政法（昭和23年法律第109号）第32条の規定により戦災による財政上の特別の必要を勘案して総務大臣が指定する市（以下これらの市を特定市という。）は、同条に規定する公共事業その他公益の増進を目的とする事業で地方行政の運営上緊急に推進する必要があるものとして総務省令で定める事業（次項及び第6条第3項において「公共事業等」という。）の費用の財源に充てるため必要があると認めたときは、都道府県及び特定市の議会が議決した金額の範囲内において、この法律の定めるところに従い、総務大臣の許可を受けて、

当せん金付証票を発売することができる。

　宝くじの目的に関して、地方財政法の該当する条文は以下のとおりです。

（当せん金付証票の発売）

第32条　都道府県並びに地方自治法第252条の19第1項の指定都市及び戦災による財政上の特別の必要を勘案して総務大臣が指定する市は、当分の間、公共事業その他公益の増進を目的とする事業で地方行政の運営上緊急に推進する必要があるものとして総務省令で定める事業[注12]の財源に充てるため必要があるときは、当せん金付証票法（昭和23年法律第144号）の定めるところにより、当せん金付証票を発売することができる。

注12：地方財政法第32条に規定する事業を定める省令（昭和63年自治省令第4号）で定められている。

　宝くじは、今のところギャンブル等依存症対策基本法上の関係事業者に入っていませんが、最も多数の国民が行っているギャンブルでもあります。あまり知られていませんが、宝くじもギャンブル等依存症を生み出すアイテムです。

　例えば「スクラッチくじ」というものを考えてみましょう。スクラッチくじは紙の一部をコインなどで削って、絵柄が揃うといくばくかの当たりになり、賞金が与えられます。しかし300円支払ってスクラッチくじを買うのと、スロットマシンに100円玉3枚放り込むことの間には、質的な差はあまり認められません。スロットマシンもスクラッチくじも、絵柄の揃い方によって払い戻しが決まるからです。手でこするか、画面に出るかの違いだけですね。

　事実、欧米の多くの国や地方で、電子媒体によるスロットマシン（EGM：Electronic Gaming Machine）は、その地域の宝くじ公社のような部所の管轄であるケースがよく見られます。スロットマシンはくじの一種であり、EGMは単なるくじ販売用の端末だと考えられているからです。

　ましてや昨今スタートした「クイックワン」という宝くじは、スマホで買うことができ、その場で当たりがわかるという、

EGM のスロットマシンとほぼ同じ内容のものを提供しています
ので、ギャンブル等依存症と関係がないはずがありません。

（2）スポーツ振興くじ

　いわゆる「toto」として知られる、サッカーくじやその他のス
ポーツくじは、正式には 1998 年公布の「スポーツ振興投票の実
施等に関する法律（平成 10 年法律第 63 号）」により、内容や運
営手法が決められました。現在ではサッカーの各試合の結果にも
賭けられますし、サッカー以外にバスケットの結果にも賭けるこ
とが可能です。これは海外におけるスポーツベッティング[注13]と、
質的に同じものと言えるでしょう。

　スポーツくじの目的は次のようになります。

注 13：スポーツを媒介
として、その結果や途中
経過に賭ける。公営賭博
のレースもスポーツの一
種だが、別枠で考えるこ
とが多い。

> **第 1 条**　この法律は、スポーツの振興のために必要な資金を得る
> ため、スポーツ振興投票の実施等に関する事項を定め、スポーツ
> を支える者の協力の下にスポーツを行う者の心身の健康の保持増
> 進及び安全の確保等を図り、もってスポーツの振興に寄与し、国
> 民の心身の健全な発達、明るく豊かな国民生活の形成、活力ある
> 社会の実現及び国際社会の調和ある発展に資することを目的とす
> る。

　現在、日本のスポーツ施設や、各競技の個人あるいは団体の世
界ランキングは、確実に伸びていると言ってもいいでしょう。全
部とは言いませんが、スポーツ振興くじがいくばくかの貢献をし
ていることは素直に評価してよいと思います。

　スポーツの結果などに賭けるスポーツベッティングは、昨今ア
メリカなどで大きく伸びています。2023 年時点で、すでに 33 州
以上で合法化が進んでいます。

❸カジノ

　2016 年公布の「特定複合観光施設区域の整備の推進に関する
法律（平成 28 年法律第 115 号）」（以下、IR 推進法）および 2018
年公布の「特定複合観光施設区域整備法（平成 30 年法律第 80 号）」
（以下、IR 実施法）により、統合型リゾート（IR）におけるカジ
ノゲーミングが合法化され、内容もある程度整備されました。カ

ジノは、日本の歴史上初めて（後で述べるまれな例外を除き）民間によるオペレーションが認められたギャンブル種目とされています。ただしIRの責任者はあくまで公（地方自治体）で、申請主体もその自治体です。

IR推進法において、その目的は次のように書かれています。

> **第1条**　この法律は、特定複合観光施設区域の整備の推進が、観光及び地域経済の振興に寄与するとともに、財政の改善に資するものであることに鑑み、特定複合観光施設区域の整備の推進に関する基本理念及び基本方針その他の基本となる事項を定めるとともに、特定複合観光施設区域整備推進本部を設置することにより、これを総合的かつ集中的に行うことを目的とする。

あまり美しい日本語とは言えませんが、要するに（カジノにはあまり言及していませんが）観光業の発展を中心として、地方の経済発展につなげようとする目的です。

カジノ内でプレイ可能なゲームアイテムについては、まだ正式に決まっていません。まだ流動的な状況かもしれませんが、バカラ、ブラックジャック、ルーレットなどいくつかのテーブルゲーム[注14]、それにスロットマシン[注15]は設置されるものと思われます。

運営に関する法律が存在する、刑法上違法性のないギャンブルは以上で終わりですが、日本には一般人をして、明らかにギャンブルと考えられるアイテムがいくつか存在します。列挙するなら、パチンコ・パチスロと麻雀は、どう考えてもギャンブルでしょう。日本のそこかしこに多く存在するとされる闇カジノや、闇における違法なギャンブル種目（闇の野球賭博、相撲賭博等）も明らかなギャンブルです。

あと一つだけ、あまり多くの人が気づいていない「民間のギャンブル」があります。それは「お年玉付年賀ハガキ」で、「お年玉付郵便葉書等に関する法律（昭和24年法律第224号）」で運営方法は決められていますが、郵便局が2007年に民営化されたため、公の監督ではなくなってしまったのです。先ほど「まれな例

注14：ゲーム用の台を使用し、ディーラーと対面で行うゲームのこと。カード（トランプ）を使うケースとそうでないケースがある。

注15：EGMはスロットマシンの一種である。EGMのほとんどはスロットマシンであるが、カジノ売上げの平均して6割以上はEGMが占める。

外を除き」と書いたのはそのせいですが、これがギャンブルに当たるのかという疑問もあるでしょう。ここからはもう少し広い定義で、ギャンブルとは何かを考えてみることにしましょう。

③ ギャンブル的行為

ギャンブル的行為の3大要素は、「(プレイするにあたって)チョイスがあること」、「金品が賭けられていること」、「偶然が介在する結果によって、プラスかマイナスが具現化すること」でした。以前にキーワードとして、「チョイス」、「金品」、「偶然」の3つを解説しましたので、覚えておられるものと思います。

刑法典が第185条～第187条[注16]で規定するギャンブル（賭博）行為は、ギャンブルの定義の中でも最も厳格なものですが、「ギャンブル的行為はそれに限定されない」ことは、ここまでにも示してきました。ここからは、刑法上のギャンブル行為をとりあえず「狭義のギャンブル」と定義した上で、より「広義のギャンブル」についても考えてみたいと思います。

❶ 広義のギャンブル

チョイス、金品、偶然という3つのキーワードが、3つとも揃っている行為が、実社会内にいくつかあります。例えば次に挙げる行為を考えてみてください。

> ・株式取引　・為替相場（FX）　・先物取引

さらに商品開発、資本投下（出資）、起業（ベンチャー）など、近代資本主義社会における経済的決断は、ほぼすべてがギャンブルの条件を満たします。これらの中には、特別な法律で運営や行為の範囲が決められているものもありますが、決められていないものもあるでしょう。広辞苑の定義に「投機」が含まれていたのを思い出してください。

仮に2軒のラーメン店を経営するオーナーが、ある場所に3軒目を出すにあたって、既存の店を担保として銀行から借入れを起こしたとしましょう。このオーナーには店を出すか否かのチョイ

スがあり、自分の財産（金品）を賭けています。そしてその店が成功するか否かは時の運に左右されるため、現段階で成功するか否かはわかりません。つまりこのオーナーの決断は、実質的にギャンブルだと言っても差し支えないでしょう。ただしオーナーが負けたときに、そのマイナス分を勝つのは、社会全体と考えるべきです。

　もっと広義の決断もあり得るかもしれません。例えば「ぼちぼち結婚したい」と考えている女性が、2人からプロポーズされているものとします。彼女はいろいろな要素を比較して、どちらかに決めようという立場ですが、どちらがより幸福になれるチョイスかはわかりません。これもギャンブルだとするなら、ここで賭けられているのは「人生の幸福」という、金品をはるかに超えた価値なのです。むろん結果として金品のプラス・マイナスもあるかもしれません。およそチョイスがあり、人生を左右するもの、結婚に限らず受験でも就職先でも、はたまた別のことでも同じことが言えますね。

　こうして例を挙げてみると、広義のギャンブルにもいろいろなものがあるとわかります。しかし、ベンチャー的な起業と結婚とが、同じレベルのギャンブルだと考えるのは、少々無理があるのも確かでしょう。従って、広義のギャンブルの定義も、「経済的行動」と「人生を左右する決断」とに分ける方が、わかりやすいと思います。

　経済的行動と人生を左右する決断とでは、後者の方がより抽象的で範囲が広いのは間違いありません。従いましてこれを「最広義のギャンブル」としておきます。

　経済的行動の中でも、株式取引[注17]のように法律でその内容が決められているものは、狭義のギャンブルに近い存在です。その中でも確固たる運営のための法律が存在しない分野―例えばラーメン店の例のようなベンチャー―においては、ルールがあって無きがごとしの状況になる可能性があります。従ってこの項目群で特に重要なことは、「公正さの担保」だと言えるでしょう。

❷ 公正さの担保

　狭義のギャンブルではルールが厳格に決められ、勝負の結果は

注17：広い意味でのギャンブル的行為であることは間違いないが、平均株価が上昇すれば勝ち組が多くなり、下降すればその逆になる。

誰もが納得できるものとされています。むろんイカサマも存在するかもしれないのはそのとおりです。また広義のギャンブルのうち最広義のギャンブルでは、人生を賭けた本人の主観だけが勝負の結果で、客観的には判断が難しいものでしかありません。

ところが、広義のギャンブルの中の経済的行動のいくばくかは、ルールなど存在しません。細々とスタートしたラーメン店の横に、大資本レストラン専用のビルや巨大モール[注18]が建つこともあり得るでしょう。しかもそのビルやモールだけが、新法による税金免除や何らかの優遇措置を得られているようなこともあるかもしれません。

偶然に大きく左右されるのも、この経済的行動ギャンブルの特徴ですが、なかには開発の情報などをいち早く入手している者もいます。経済界における一種のイカサマとも言えますが、賄賂に関するニュースが絶えない現状を見るにつれ、思ったより多くの事例があるものと思われます。つまり情報のない人々にとって、経済的行動ギャンブルは、最初からハンデを背負った不利なものといえるのかもしれません。

❸ 狭義のギャンブル

広義のギャンブルが大きく2つに分かれていたように、狭義のギャンブルにも、同列に論ずるべきでないものが混在しています。

公営ギャンブルのように、法律によって刑法上の違法性[注19]が阻却されているものは、（第3章第2節で解説しますが）犯罪ではありません。国民の娯楽の一部として提供され、合法と認められているのですから、そこで行われるギャンブル的行為は、少なくとも反社会的な行為ではないことになります。それに対し、許可を受けていない団体や個人が、何らかのギャンブルを主催するケースは犯罪行為であり、刑罰の対象となるでしょう。刑罰とは「国家権力による個人の人権の否定」ですので、社会的な許容度レベルの相当低い行為が対象と考えてよいかと思います。

まとめますと、狭義のギャンブルにおきましても、犯罪が成立するか否かで、社会的許容度が変わるわけですので、犯罪となるギャンブルは「社会的許容度が最も低いギャンブル」と考えるのが自然です。

注18：地方の市場では、小規模な店舗を守るため、「大規模小売店舗法」があったが、2000年に廃止された。

注19：犯罪が成立する3要件（88-89頁参照）の一つで、行為に対する非難をし得る状況のこと。違法性阻却の例としては、例えばメスで肌を切っても医療行為なら非難できないなどが挙げられる。

　先ほど、許可を受けていない団体や個人が、「何らかのギャンブルを主催」したケースと述べましたが、では「単なる個人が、違法に主催されたギャンブルに手を出したケース」はどうなるでしょうか。

　違法にギャンブルを主催する側は、より重い常習賭博や賭博場開張等図利（刑法第 186 条）などで処罰される可能性が高いはずです。しかし個人レベルでは、刑法第 185 条の単純賭博での刑罰で十分だと思います。従って、個人による単純賭博行為は、社会的許容度が最も低いギャンブルの中でも、合法に近いラインに位置するのが適当かと考えます。私見ですが、そのような個人に対する非難は、あまり大きくないものと考えてよいでしょう。

　残された問題は、パチンコ・パチスロのように、合法・違法の境目のギャンブルです。つまりグレーゾーン的なギャンブルをどう分類するかです。怪しげではありますが、日本中で 8000 軒近くが堂々と営業していますし、ましてやプレイヤーには何の罪の意識もありません。さりとてパチンコ・パチスロがギャンブルであることは、（むろん反論もあるでしょうが）実体上まず間違いないことでもありましょう。

　結論として、パチンコ・パチスロ（それに麻雀）は、その他の狭義のギャンブルの中で、最も違法に近いラインに置くのがよさそうです。

　ここまでの議論を見やすい図にまとめたのが、**図 1-1** です。

　図中の中間あたりに、「保険」が登場するのが見えると思います。近世の保険システムのスタートは実は、イギリスにおける貿易船に対する 17 〜 18 世紀のリスク分散から始まりました。のちのロイズ[注20] という保険業者ですが、東インド会社などの交易船が、帰国すると何倍もの利益が期待できる代わりに、船が帰ってこないこともよく起こった時代の話です。

　ただし現在でも保険は、ギャンブルの 3 要素を満たす行為です。火事や事故に遭わないことはうれしいことなので、損をしても気づいていないか、あるいは掛け金の損失は気にならないのだと考えられます。当たってほしくない変なギャンブルとも言えるかもしれません。

注 20：ロンドンで 17 世紀にスタートしたコーヒーハウス。交易人たちが集まり、危険を負担し合ったのが、近代的保険制度の始まりとされる。

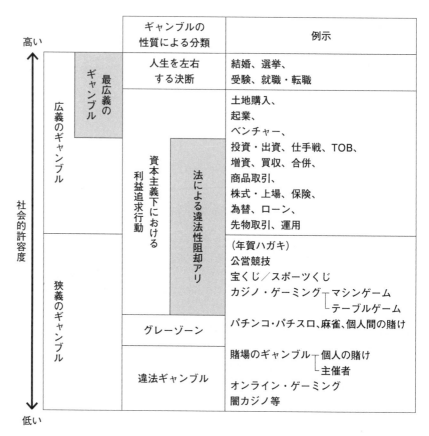

図 1-1　日本のギャンブルの分類

　あと、「ガチャ」と呼ばれる行為や、オンラインゲームへの特殊な課金などが、ギャンブル的行為であることはそのとおりだと思いますが、本稿では省略します。

［引用文献］

1 ）「ギャンブル」『広辞苑』第四版，岩波書店，p.650，1991.
2 ）「ギャンブル」『講談社カラー版 日本語大辞典』第二版，講談社，p.530，1995.

第**2**節

ギャンブル数学の基礎知識
―― 期待値と控除率

①　ギャンブルと数学

　ギャンブルと数学とは、切っても切れない深い関係があります。特に「確率論」と呼ばれる分野と「統計学」は、ギャンブル場の主催者側にとって、存続を続けるための基礎となるほど重要な分野です。

　カジノや公営競技、あるいはパチンコを含む他のギャンブル産業で働く人々にとって、ギャンブルに関係する数学の理解は、なぜ必要なのでしょうか？

　それには、おおよそ3つの重要な理由があります。「健全な産業の存続条件」、「不審な出来事の察知」、そして「客への（正しい）対応」の3つです。順に説明しておきます。

❶ 健全な産業の存続条件

　日本は、ギャンブルという言葉を少々暗いイメージで捉える人も少なくないのですが、他の欧米諸国では、そんなイメージはあまり大きくありません。ギャンブルはすでに、人々を楽しませる産業の一つとして認知されているからです。今の社会でギャンブル、特に合法で健全なギャンブルは、エンターテインメントの重要な要素の一つと考えられているのです。

　すべての産業にとって、「適切な利益」はその産業自体の存続の前提です。ギャンブル産業においてもそれは同様で、企業体の維持、改革、発展（再投資など）に向けた利益追求は、当然あってしかるべき、いやなくてはならない要素と考えられています。ただしあくまで「適切な」利益であって、俗にギャンブル産業に反対する人々が言うような、「ぼったくり[注1]」レベルの利益ではないことに注意してください。適切なレベルを超えた利益は、自由な競争社会においては、倒産の危機に直面する可能性すら考えられます。多すぎる利益は、人々から受け入れられないものになりつつあるからです。

注1：不当なほど高い値段を客に要求することであるが、禁止されているがゆえに競争がない世界で起こりがちなことである。

この適切な利益の計算根拠となるのは、賭けられた金額と、それに対する主催者側に予想される利益比率ですから、その数学的根拠は大変重要なものとなっているのです。むろん競争環境の変化により、倒産したり撤退を余儀なくされるケースもないとは言えません。競争社会である以上、それは仕方のないことですが、競争により「良い（つまり人々に受け入れられた）ものが残る」のだと考えられますから、それは我々の社会において「発展のエンジン役」だと考えられるわけです。ある面で、「倒産や撤退があるからこそ、健全な産業なのだ」とも言えます。「絶対つぶれない」産業は、経営改善努力を怠ることがよく起こるのです。

❷ 不 審 な 出 来 事 の 察 知

本章の後半部で詳しく説明しますが、数学的に予想される利益は、一般に考えられているよりも誤差が小さいことが知られています。多くの人が多くの回数を賭けたとき、その予想される利益（率）は、ある法則（大数の法則[注2]）により、誤差数パーセント以内に収まるものなのです。

時として、1人のプレイヤーが大金を動かしたりすることで、誤差が少々狂うこともありますが、たとえば1カ月、2カ月という単位で見ますと、ほとんど予想される値の近辺に収束しているものなのです。

「一定の利益から大きく外れることがない」という数学上の事実は、組織の健全性を保つために重要な鍵となります。と言いますのは、もし予想した値からの逸脱（ズレ）が大きすぎるケースでは、「何か正しくないことが進行している可能性が高い」からなのです。

そこにおけるゲームやギャンブルが予定していない、大規模な不正（例えばイカサマ）が行われているかもしれない。もしそうでないなら、売上げを数え記録[注3]するまでのプロセスに、なんらかの問題があるのかもしれない。あるいは…と、各部門における「お金の流れをチェックする必要があるかないか」を判断する手掛かりは、数学が予想する利益水準（およびそこからの逸脱）にあるわけです。

ギャンブル場におけるお金の流れは、考え得る最高の透明性を

注2：充分に大きな回数が行われたとき、その結果は理論値に収束していくという、ヤコブ・ベルヌーイ（Jacob Bernoulli）が提唱した法則。

注3：カジノにはキャッシュやチェックのカウンティング・ルームがあり、特定資格がない者はオーナーといえど入室できない。場内は死角のない複数の監視カメラがある。

持っていると考えられていますが、それでも不測の事態に備える努力を怠ってはなりません。それを支えているのが数学理論なのです。

❸ 客への（正しい）対応

　ギャンブル産業に携わる従業員は、客からいろいろな質問を受けることがあります。答える時に、実際の統計値や数値などをわかりやすく示すことができますと、その説得力は上昇するでしょう。プレイヤーと直接対応しない従業員でも、自分たちの働く企業体がどのように成立しているのかを知ることは良いことです。どこまでの知識が必要であるかは、立場の異なる職種のそれぞれにお任せするとしても、ある程度の基礎知識は働く人全員に必要だと考えて下さい。

　カジノのディーラーや、その監視・管理役の上司などは、客の「プレイの意味」を知る必要性が生じるケースがあります。例えば「ブラックジャック」で、客が「カウンティング注4」という行為を行っていたり、客同士で情報（サイン注5）を交換したりする行為などです。それらの方法と意味を知らないと、適切な対応はできません。従って接客対応する者は、個々のプレイの数学的意味も把握している必要があるのです。

　加えて、ギャンブルにのめり込みすぎている人々（依存症レベル）への説得にも、数学的意味と数字がよく使われます。なぜなら（後で説明を加えますが）、ギャンブル等依存症の人々は、自らが超自然的なパワーを持っていたり、完全な必勝法を作り出したりできていると、信じているケースが多いからなのです。その時に、理路整然と数学上の真理を説明することは、（人によっては）多大な効果があり、無茶な賭け方をやめるきっかけともなり得るわけです。

　こうしてお客様に対応するために、つまり長く楽しく遊んでいただくために、従業員の側でも正しい知識が求められているのです。

注4：出たカード（トランプ）を覚えることで、客側に有利な状況を知る行為。難しく思えるかもしれないが、簡単なシステムがいくつか存在する。

注5：カウンティングの結果、客に有利な状況が起こった時、何らかの方法で知らせること。サインを送るのは、プレイしている客とは限らない。

ギャンブルに関する数学で、おそらく最も重要と思われるのは、個々の賭けが主催者に対しプレイヤーはどのくらい不利なのか、あるいは（あまりないのですが）有利なのか、という観点でしょう。これは「期待値」と「控除率」の問題と考えられます。期待値と控除率はコインの表裏のような関係で、次の式が成立します。

> 100% − 期待値（%）＝控除率（%）

❶期待値の例―宝くじ

期待値は、「プレイヤーが行う一定の賭けに対し、平均して何%くらいリターンがあるか」という計算。つまり逆に言えば、一定の賭けにつき、「平均して何%失うか」ということとほぼ同じ感覚です。

わかりやすく説明するために、宝くじ[注6]を例にとりましょう。2023年5月に発売された、ドリーム・ジャンボ（全国自治宝くじ第962回、一枚300円）の裏に、各等の払い戻しの金額と本数が書かれています（点線の右は書かれていません）。

注6：認識は低いようだが、宝くじはギャンブルの一類型である。ギャンブル等依存症になることもよくある。

	賞金	本数	払い戻し（bt）
販売数（10ユニット）1000万枚			
1等	300,000,000 円	× 1本	= 300,000,000
1等前後賞	100,000,000 円	× 2本	= 200,000,000
1等の組違い賞	100,000 円	× 99本	= 9,900,000
2等	10,000,000 円	× 2本	= 20,000,000
3等	1,000,000 円	× 70本	= 70,000,000
4等	10,000 円	× 30,000本	= 300,000,000
5等	3,000 円	× 100,000本	= 300,000,000
6等	300 円	× 1,000,000本	= 300,000,000
			1,499,900,000

これを計算して、当選した者への払い戻し額を計算しますと、

総額で 14 億 9,990 万円支払われることになっています。売上げ額は、1 枚 300 円で 1000 万枚を 1 ユニットと考えますから、全部で 30 億円です。つまりこの宝くじの期待値はと言うと、次の式によって 50％未満、そして控除率は 50％以上となるわけです。

期待値 ＝ 14.999 億円　÷　30 億円　＝ 0.499966…

　期待値 50％未満というのは、わかりやすく言えば、宝くじを 1,000 円買うごとに、当選金として得られる金額の平均は 500 円未満ということです。実は換金されない当たり券も 2〜3％ありますので、胴元側が控除している比率は、もう少し増えるでしょう。結局 500 円以上が、利益として一旦宝くじ協会に入り、経費などを差し引いて地方自治体などの一般会計[注7]に入ります。宝くじはどれも似たような期待値ですが、他のギャンブル種目に較べて、返ってくる金額の平均はかなり少ないようです。

❷ 控除の方法

　主催者側が利益を出すため、ギャンブルに控除率を設ける方法は、大別して 3 通りあります。「トータリゼーター・システム」、「ビルトイン方式」、「かき集め（rake）」の 3 通りです。

（1）トータリゼーター・システム

　「トータリゼーター・システム[注8]」は、競馬やモーターボート競走などの公営競技で用いられる方法です。控除する額（％）を予め総売り上げの中から天引きし、残りを当たった投票券数で割って、1 票あたりの配当額を決めるという方法です。

　競馬の（架空の）レースが、次の 8 頭で競われるとします。

馬名	販売票数（× 100 円＝）	売上げ
①イヌヤマキング	5,000	50 万円
②ニャンコドラドラ	10,000	100 万円
③サンドバッグ	1,000	10 万円
④ヨヨイノヨイ	20,000	200 万円
⑤ゴキホイホイ	5,000	50 万円
⑥ロクデナシ	8,000	80 万円

注7：一般会計に入ると、使途は限定されない。欧米の宝くじ収益の多くは、使途を特定した目的税として計上されていることが多い。

注8：別称で「パリミュチュエル」システムとも呼ばれる。

⑦ナナサンファイト	21,000	210万円
⑧ヤツアタリパパ	30,000	300万円
Total	100,000票	1,000万円

注9：特定レースの1位・2位・3位をその順で当てる方式。高額の払い戻しになりやすい。1位から3位までの馬を順不同で当てる買い方は3連複という。

単勝も複勝も、あるいは3連単^{注9}など別の馬券も、それぞれ別個に集計し、同じような計算をしますので、ここでは単勝馬券が上記のような枚数売れたものとして話を進めます。1票につき10円のところもありますが、話をわかりやすくするため1票100円としておきます。

総売上げは1,000万円ありました。主催者は25％にあたる250万円を天引きし、残った750万円を当たった票への払い戻し原資とします。つまり主催者側にはリスクはなく、売上げに従って一定割合が確保されるわけですが、この一定割合を天引きしておくやり方を「トータリゼーター・システム」と呼んでいるのです。「パリミュチュエル・システム」と呼ばれることもあります。

このレースにおいて、2番の「ニャンコドラドラ」が1着になったものとしますと、この馬券には1万票の投票があったことが記録されています。750万円を1万票で割りますと、1票あたりの払い戻し額は750円という結果となります。10分の1売れたのだから、かりに控除率がなかったなら1,000円戻ってきたはずでしたが、控除により750円になったわけです。そして250円が控除です。説明するまでもありませんが、このレースの期待値は75％となります。

先ほどの宝くじも、トータリゼーター・システムのギャンブルの一種だと言えるでしょう。

（2）ビルトイン方式

ある種のギャンブル、特にカジノにおけるギャンブリングの多くにおいては、控除率相当額が主催者側に入るよう、そのゲーム自体の勝敗や、当たった時の倍率が工夫されています。このように、目に見えない形で控除していく設定方式を「ビルトインされた控除率（の設定）」と呼んでいます。

注10：カジノと言えばルーレットの映像が流れることが多い。しかし近年はフロアにある割合は減っている。

「ルーレット^{注10}」を例に説明しておきます。ここでは、「0（ゼロ）」

以外に「00」のある、俗に「アメリカン・ホイール[注11]」と呼ばれるルーレットとします（図1-2）。

ⓐ　1数字賭け：「ストレート（Straight Up）」

　　0と00を含む38数字のうち、どれでも好きな1数字に賭けます。当たれば36倍になって戻ってきます。

ⓑ　2数字賭け：「スプリット（Split）」

　　隣り合った左右の2数字の境界線上に賭け金（チップ）を置くと、その2数字に賭けたことを示します。この例では8か9が出ると当たり（18倍）です。

ⓒ　3数字賭け：「ストリート（Street）」

　　図のように、0と00を上とした数字のレイアウトの左端（右端も可）の境界線上に賭け金を置くと、その横一列の3数字に賭けることを意味します。この例では、10、11、12の3数字です（12倍）。

ⓓ　4数字賭け：「コーナー（Corner）」または「クゥアド・ベット（Quad Bet）」（9倍）。

ⓔ　5数字賭け：「クィント・ベット[注12]（Quint Bet）」

　　図のⓔの位置に賭け金を置くと、0、00、1、2、3の5

第1部　ギャンブル等依存症対策入門

注11：ホイールに「00」がなく「0」のみのホイールは、俗にヨーロピアン・ホイールと呼ばれている。

注12：期待値が低くても、わりとポピュラーな賭け方。おそらく0と00を含むため、保険をかけるような気持ちなのだろう。

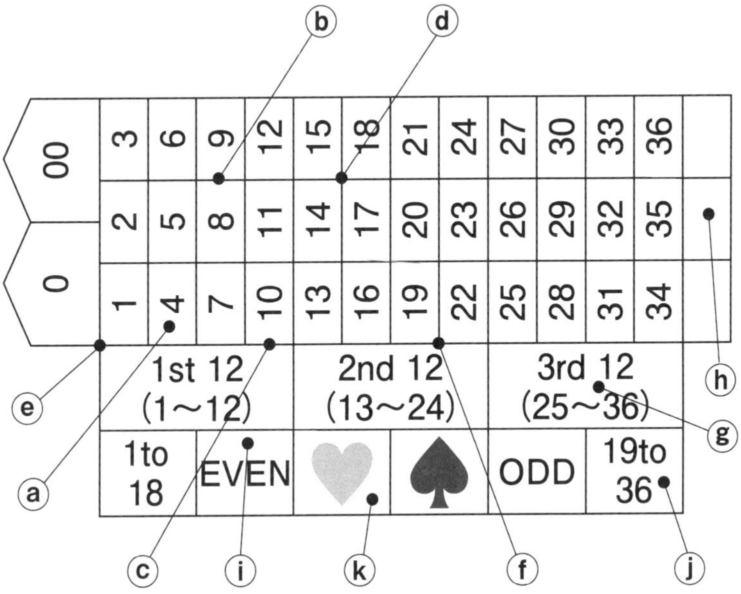

図 1-2　ルーレットの賭け方

数字に賭けたことを表し、賭け金が7倍になって戻ります。

ⓕ　6数字賭け：「ダブルストリート（Double Street）」

　　横3数字の列を2列同時に賭ける賭け方を6数字賭けと呼んでいます。ただし、必ず連続した2列でなければなりません（6倍）。

ⓖ　小・中・大 "12数字"：「ダーズン（Dozens）」

　　数字のレイアウトのすぐ左に、初めの12数字（「小」。1〜12）、中間の12数字（「中」。13〜24）、終わりの12数字（「大」。25〜36）を区切って示している場所があります。ここに賭け金を置くと、それぞれ囲まれた12数字に賭けたことを意味します。賭け金の2倍がプラスされます（3倍）。

ⓗ　縦3列 "12数字"：「コラム（Columns）」

　　数字のレイアウトの下方に3つに分かれた場所があります。ここに賭け金を置くと、その上の縦の列すべての数字（各12数字）に賭けたことになり、賭け金の2倍がプラスされます（3倍）。

ⓘ　偶数／奇数：「イーブン／オッド（Even ／ Odd）」（2倍）

ⓙ　前半／後半：「1〜18／19〜36（Low ／ High）」（2倍）

ⓚ　赤／黒：「レッド／ブラック（Red ／ Black）」または「ルージュ／ノアール（Rouge ／ Noir）（2倍）

　ルーレットの払い戻し倍率は、（一部例外ⓔを除き）「36」という数字を規準としています。図のⓐ〜ⓚに見られるように、例えばⓓのように4数字に賭けるケースでは、9倍（＝36÷4）になって戻ってくる、つまり賭けた額の8倍のチップが、賭けたチップにプラスされて戻ってくることになります。ⓔの5数字賭けだけは、当たると7倍になって戻りますので、36という数字が規準ではありません。

　ホイール上の穴には、「どれも同じ確率でランダムに落ちる」との前提で考えますと、もし穴の数が36個ならこの払い戻しは期待値100％となります。しかし「0」と「00」の存在により、実際には38個の穴がありますので、この部分が控除率を生み出す理由となります。

　ⓔ以外のどんな賭け方をしても、ルーレットでは控除率は変わ

りません。例として、「ⓐの1数字賭け」を考えてみましょう。

　あるプレイヤーが、ルーレット・テーブルにおいて「17」という数字だけに、1回1ドルを賭け続けたとします。（話を簡単にするため）「17」は38回に1回出るものとしましょう。何百回、何千回と長い間賭け続けても同じことですので、ここでは380回プレイして「17」が10回出たものとします。380回の勝負で計380ドル賭けて、手元には当たった10回分の、計360ドルが戻ってきているのが平均ということです。むろん10回より多く出ることも、逆に少なく出ることもありますが、とりあえず平均で考えます。

　さて期待値計算はこうなります。

戻ってきた金額		賭けた金額	
360ドル	÷	380ドル	= 0.947368…
			（約94.74%）

　ⓔ以外のどこに賭けても同じ期待値です。疑う人はいろいろなケースを計算してみて下さい。ちなみにⓔの5数字賭けの期待値は、約92%と低く設定されていますので、あまりお勧めできる賭け方ではありません。

　たとえばⓚのように、ルーレットで赤か黒か[注13]に賭けるのは、通常の感覚では、「半々の賭け」のように思える人もいるでしょうが、38回のうちに平均して2回、「0ゼロ」か「00ゼロゼロ」が出るため半々ではありません。これも期待値は約94.74%です（やってみて下さい）。このようにルーレットは、一定の率（約5.26%）の控除が、「ビルトイン（組み込まれ）」されているギャンブル／ゲームだと考えられます。カジノ場で見掛ける多くのギャンブル／ゲームは、控除率がビルトインされているケースがほとんどだと考えてください。ルーレットは（ⓔの例外を除き）、賭ける場所によって控除率は同じでしたが、そうでないゲームがありますので注意して下さい。

　例えば、「大小」というサイコロ3個を使うギャンブルでは、レイアウト上で「大（18〜11）か小（10〜3）かを当てる」に

注13：フランス革命において「赤か黒か（rouge ou noir）」という言葉が使われたことから、ルーレットの代表的な賭け方となっている。

賭けるより、レイアウトの別のところ—例えば「3個のゾロ目[注14]が出る」—に賭ける方が期待値は悪くなっています。このようにレイアウトのどこに賭けるかで、期待値が異なるケースがあると覚えておいてください。

（3）かき集め（rake）

例えば「ポーカー[注15]」という種目におけるディーラーは、札を配ったり、もめごとを裁定したりする進行役にすぎません。客は主催者側と勝負しているのではなく、客同士でやり取りしているだけなのです。つまりこのままでは、主催者側（ディーラー）には何のプラスもありません。

主催者側のポーカーの控除は、勝ったプレイヤーの「勝ち分の5％程度をいただく」ことで成り立っています。これを「かき集め（rake）」と呼んでいます。このかき集めは、勝った金額により、率（割合）も額も変化します。かき集め分はディーラーの権利ですが、勝った人は気分よく余分にチップをくれることも多々あります。一応かき集め分は主催者とディーラーの収入、チップはディーラーだけのものと考えられています。

ポーカーは、主催者側に負けるリスクはなく、かき集め分による控除はそのままプラスに計上できます。このような主催者にリスクのないギャンブル／ゲームはアメリカでは「クラスⅡのゲーム」と呼ばれています。例えば競馬も宝くじも、クラスⅡのギャンブル／ゲームです。

③ 必勝法について

ギャンブラーの中には、「オレは必勝法[注16]をあみ出した」と信じている人が少なくありません。これは、数学的には、正しい物言いとは言えません。皆さんにはその理由を知っておいてほしいので、少し解説しておきたいと思います。

マーチンゲール・システム

独自にいたるところで考え出された、間違った必勝法の一つが俗に「倍追い法」と呼ばれることが多い、「マーチンゲール・システム（あるいは、マーチンデイル・システム）」です。

例えばルーレットの赤に 1 ドル賭けて、負けると倍の 2 ドルを賭けます。それも負けますと、今度はその倍の 4 ドル賭けます。このように賭け金を倍、倍と増やしていきますと、当たった時点でトータルの収支は、プラス 1 ドルになっているはずです。当たった次の回から、また 1 ドルから始めるわけですが、長い間に勝ちが 1 ドルずつ増えていく理屈になりますから、必ず勝てるというのです。

マーチンゲール・システムが、上手く機能しない理由は、いくつか考えられます。一番大きな理由は、たとえ手元資金が潤沢にあったとしましても、ブラックジャックやルーレットのテーブルゲームはすべて、「上限の賭け額が決められている」ことです。仮にブラックジャックのテーブルでプレイするとしますと、そのテーブルには「ミニマム（下限）とマキシマム（上限）」の表示があるでしょう。例えば $5 - $1000 という表示は、最低 5 ドル賭ける必要があり、上限は 1000 ドルまでという制限を意味します。

マーチンゲール・システムの必勝を信じるプレイヤーにとって、1000 ドルに達することなど、ほとんどないとする前提での話ですが、例えばカジノにおいて、半々に近い賭けで連敗モード[注17]に入ることは、それほどまれな出来事ではありません。賭け金が 5 ドル、10 ドル、20 ドル…と増え続けたとして、7 回負けると次は 640 ドル賭ける必要があり、次も負けるともう上限を超えて賭けられません。

「7 連敗、8 連敗などあり得ない」と考えている人はいないでしょうか。実はカジノ・フロアなどでは、8 連敗はおろか 10 連敗くらいでも、しょっちゅう起こっているのです。半々の賭けと仮定しましょう。今から 7 連敗する確率は、2 分の 1 の 7 乗ですから 128 分の 1 です。これは 1 ％以下の確率ではありますが、長く（例えば一晩）プレイすれば何度か出会うことも少なくないレベルの事象です。128 分の 1 というのは、ルーレットで考えるなら、1 数字賭けで 36 倍に増やし、それを赤か黒かに賭けてあと 2 回当たるよりは、確率的には頻繁に起こることなのです。

もう一つの理由は、主催者側は「任意のタイミングでそのテー

注 17：連勝することも少なくない。仮に 7 連勝したとして、1 ドルずつだと 7 ドル勝つだけのことである。

ブルのゲームを終了できる」という事実です。仮に賭け金が640ドルになった時点で、「このテーブルのゲームは終了します」と宣言されますと、それまでの7連敗のプロセスで賭けられた639ドルは、そのままマイナスとなってしまいます。そもそもそんなに資金に余裕があるのなら、1ドルずつ勝って本当に楽しいのか、というのはもっともな疑問ですね。

④ 統計のゆらぎ

注18：この言葉は、正式な統計学上のものではないが、ギャンブルの世界ではピッタリの使い方と考えられている。

「それでもオレは勝っている！」と、主張する人もいるでしょう。それが本当だとしても、それは数学者の間で「統計のゆらぎ[注18]」と呼ばれている現象に過ぎないことを今から説明します。

❶ 主観確率

例えばここに1,024人いるとします。隣り合った人どうし「じゃんけん」をして、勝った者同士でまたじゃんけんをします。こうして勝ち残りが減っていきますが、事実として誰かが10連勝することになります。逆に負けた者同士が対戦しますと、誰かが必ず10連敗することになるでしょう。

宝くじに誰かが当たるように、10連勝する人もいることは必然です。でも勝ち続けた1人はこう考えるでしょう、「私はなんて強いんだ」と。

連勝の渦中にいる本人が、勝率に対し持つ感覚を「主観確率」と呼んでいますが、その主観確率は客観確率（つまり数学的確率）とは同じでないことが多いのです。じゃんけんだと、「ここまで運良く勝ってきたが、未来の勝率は半々だ」と、冷静に考えられる人もいるかもしれませんが、ギャンブルではそう冷静になれるものではありません。例えばルーレット・テーブルで赤か黒かを何回も続けて当てた人、あるいはギャンブル場で3回ばかり続けてプラスで終わった人にとって、自分の「実力」に対し過度の自信を持つことなど、よく起こることなのです。

❷ 軍資金と勝率の関係

「今日使うギャンブルの軍資金は3万円」と決めたとしましょう。それを最後まで守れる人と、そうでない人がいますが、決め

た金額を守れる人は、あまりギャンブル等依存症にはならないものです。使う金額を守れずに超えてしまう人は、依存症に気をつける必要がありますが、それは本章の主題とは関係ありませんのでこれ以上は述べません。

　それより数学的には、その3万円の軍資金で「いくら勝ちたいと考えているのか」の方が重要です。3万円の軍資金で「10万円勝つ」よりも「1万円勝つ」方が簡単なことはだいたいわかっても、それがどのくらい簡単なのか、あるいは難しいのかを理解している人はまれです。

　じゃんけんの例では勝敗は半々でしたが、3万円の軍資金で1000円勝つことはさほど難しいことではありません。少しでも勝てば、「今日は勝った」と考える人は少なくありませんが、実際1000円でもプラスなら、勝ったと言っても間違ってはいないわけです。「少しでも勝てば勝ち」の日を「勝った日」と考えるなら、何連勝もする人がいることは不思議でも何でもありません。しかし何連勝もしたことによって、主観的には「オレは強い」と信じてしまうケースも多いのです。

　こうして「オレは強い」とか、「このシステム（やり方）でずっと勝てる」などと信じてしまった人が、たまたま負けたとします。連勝中に勝った金額は少しずつで、プラスはたいしたことはなく、負けた1回でど～んと負けていても、本人の中では何回かのうち1回負けただけだと考えがちです。ここでは負けた金額ではなく、単に1回負けたのは「たまたま[注19]」だったと考えてしまいがちなのです。

　半々の勝率のゲームで、マーチンゲール・システム（倍追い法）をやる人間が、200人ばかりいたとしましょう。ヨーイ・ドンで始めたと考えますと、5回続けて負けた人も7人くらいいる計算になります。次も負ける人、次も次も負ける人もたぶん2人くらいいるでしょう。その2人が例えばルーレットの赤か黒に賭けたとしますと、1人は外れます（場合によっては、両者とも外れるかもしれません）。外れ続けた1人の総賭け額は、かなりの大金になっているでしょう。

　結論を申しますと、残り199人がちょっとずつ勝った分以上を

注19：「1回でたまたま…」と考える人々は、負けた時に「隣りのやつがコーヒーをこぼしたからだ」などと責任を転嫁することが多い。

この1人が負けることになります。この1人は「信じらんなーい！8回も続けて負けるかよ〜」などと考えるかもしれませんが、数学的にはそれが誰に起こっても、不思議ではないのです。200人のうちの誰かには、それが起こることが数学的事実なのです。

これだけは断言しておきます、「マーチンゲール・システムで賭けるプレイヤーは、ギャンブル場主催者にとって歓迎すべき人」です。なぜなら勝つときは少額で、負けるときは大金というのが常だからなのです。逆に時々でも「大金を1点に集中する」ようなプレイヤーは、主催者側にとって注視すべきタイプです。当たった時の損が大きくなるからです。覚えておいて下さい。

❸ オ カ ル ト は 実 在 し な い

たまたま宝くじで大当たりを引き当てた人は、その人の一生においてギャンブルではプラスの側にいるかもしれません。他のギャンブルにおいても、まれな偶然[20]によって、プラスの側に居続けることができている人もいるかもしれません。

注20：宝くじの大当たりなどは、まさに「統計のゆらぎ」の好例である。ただ大当たりを出しても、幸せになれるとは限らない。

しかしそれは本人が信じようと信じまいと、「統計上のゆらぎ」の結果生じる例外にすぎません。逆に言うなら、数学上の真理を打ち破ることのできる必勝法など存在し得ないのです。古今東西、おびただしい必勝法が作られたはずですが、どれも間違っていたことがわかっています。もし必勝法が本当に一つでもあるなら、現在のギャンブル産業は成立していません。

つけ加えますと、「超自然的なパワー」なるものもありません。よく勝ったあとで「天の声が聞こえた」とか、「…そこで、ヒラめいたんだ」などと自慢げに言う人もいます。本当ならおもしろい話ですが、やはりそれは勘違いです。ギャンブル等依存症の人は、オカルト的なパワーを信じている人も少なくありませんので、まずはそこからの認識を改めるように指導して下さい。そのためには、まずあなたがたディーラー側が数学に関する正しい認識を持たなければなりません。

第 2 章

ギャンブル等依存症とは

第 1 節　ギャンブル等依存症とは何か

1　依存症には 2 種類ある（物質依存症とプロセス依存症）

　買い物、ゲーム、ギャンブル、飲酒、大麻・覚せい剤の使用。これらの行動の共通点は何でしょうか？　これらはいずれも、その行動をすることで、瞬く間に快感が生じたり、それまであった嫌な気持ちが即座に消えたりすることがあります。しかし、これには副作用があります。その行動をすることで、快感が生じるスピードや、嫌な気持ちが消えるスピードが速ければ速いほど、その行動を繰り返すうちにはまってしまい、生活に支障が出てくる可能性があるのです。この「**生活に支障が出るくらい**はまってしまった状態」のことを依存症といいます。

　依存症には、飲酒や大麻・覚せい剤の使用のように、物質を体内に取り入れることを繰り返すことではまってしまうパターンと、買い物、ゲーム、ギャンブルのように、その行動（プロセス）自体に快感があり、繰り返すことではまってしまうパターンがあります。前者を物質依存症、後者をプロセス依存症といいます。

　物質依存症の中でも、飲酒にはまって生活に支障が出ている状態をアルコール依存症と呼び、大麻や覚せい剤など、アルコール以外の物質の使用にはまって生活に支障が出ている状態を薬物依存症と呼びます。

　また、買い物、ゲーム、ギャンブルにはまって生活に支障がでている状態は、それぞれ、買い物依存症注1、ゲーム依存症注2、ギャンブル等依存症と呼びます。

注 1：ICD、DSM では正式な診断名は存在しない。

注 2：ICD-10、DSM-5-TR では正式な診断名は存在しない。ICD-11 では「ゲーム行動症」と呼ばれる予定。

② 依存症に共通する３つの症状（コントロールの障害、耐性、離脱症状）

　依存症は、物質依存症の場合もプロセス依存症の場合も、コントロールの障害、耐性、離脱症状という３つの症状が共通してみられます。一つひとつ見ていきましょう。

　コントロールの障害は、一言でいうと、「わかっちゃいるけどやめられない」ということです。生活に支障が出るくらいはまっているので、自分ではなんとかしたい、でもやめられない、という苦しい状態です。

　耐性は、繰り返しているうちに、どんどん量が増えていくことを指します。飲酒でいうと、日本酒をおちょこ１杯で気持ちよく酔えていた人が、３合飲まないと酔えない、５合飲まないと酔えない、というふうに、どんどん量が増えていってしまうことです。ギャンブルでいうと、競馬で１回200円の馬券を買って楽しめていた人が、１回に１万円賭けないと賭けた気がしない、といった状態のことです。

注3：離脱症状には、冷や汗や手の震えなどの身体症状と、いらいらしたり落ちつかなくなるといった精神症状の２種類がある。

　離脱症状[注3]は、はまっている行動を、急にやめたり、量を減らすと苦しくなる、という症状のことです。飲酒を毎日していた人が急にある日やめると、冷や汗が出たり、手が震えたりといった不快な症状が出て苦しくなる場合があります。ギャンブルでいうと、ギャンブルを毎日していた人が急にやめると、いらいらしたり、落ちつかなくなったりすることがあります。これが、離脱症状です。

③ ギャンブル等依存症とその症状（米国精神医学会の診断基準）

　これまで述べたように、ギャンブルを繰り返すうちに、はまってしまい、生活に支障がでている状態のことをギャンブル等依存症といいます。それでは、ギャンブル等依存症の症状にはどのようなものがあるでしょうか。ここで、米国精神医学会が2022年に発表した最新の診断基準である、「DSM-5-TR（ディーエスエム・ファイブ・ティーアールと読みます）」を見てみましょう（DSM-5-TR の中で、ギャンブル等依存症は、医学専門用語で

「ギャンブル行動症（英語では gambling disorder）」と呼ばれて
います）。

　表2-1 の診断基準の(1)から(9)の症状のうち、過去 12 カ月の間
に、4 つ以上当てはまっていれば、ギャンブル等依存症と診断さ
れます。

　診断基準の 9 つの症状のうち、(1)から(3)は、上で述べた、他の
依存症とも共通する症状です。

　(1)は、ギャンブルをしているうちに、どんどん高い金額を賭け
ないと満足できなくなる、ということです。依存症に共通する症
状の一つ、「耐性」です。(2)は、ギャンブルすることを急にやめ
たり、減らしたりすると、落ち着かなくなったり、イライラした
りする、ということです。依存症に共通する症状の一つ、「離脱
症状」です。(3)は、ギャンブルすることを減らそうとしたり、や
めたりしようと、何度も試みてみたがダメだった、ということで
す。依存症に共通する症状の一つ、「コントロールの障害」です。

　他の項目も続けて見ていきましょう。(4)は、ギャンブルをして
いないときにも、ずっとギャンブルのことについて考えている、
ということです。考えている内容としては、次のギャンブルでは
どう賭けようかという、ギャンブルの内容についてだったり、次
のギャンブルをするための金策をどうしようかという、ギャンブ
ルの資金についてだったり、ということが多いです。(5)は、ギャ
ンブルの快感を得るためというよりは、嫌な気分、つらさを払い
のけるためにギャンブルをしている、ということです。これは、
例えば、姑と不仲でつらい思いをしている主婦が、パチンコ台の
前に座ってぼーっと玉の流れを見ているときだけ、つらさを忘れ
られる、ということを指します。(6)は、ギャンブルで負けた後、
別の日にそれを取り戻しに帰ってくる、ということです[注4]。負
けた後、取り戻そうとして**同じ日**にどんどんお金をつぎ込んでし
まうことも、ギャンブラーにはよくあると思いますが、こちらは
診断基準には入っていません[注5]。依存症でなくても見られる行
動だからでしょうか。(7)は、賭博へののめり込みを隠すための「ウ
ソ」です。ギャンブルをするには「時間」と「資金」が必要です
から、何とかしてギャンブルのための時間と資金を作ろうとして、

注 4：セッション間チェ
イシングという（後述）。

注 5：セッション内チェ
イシングという（後述）。

表 2-1　DSM-5-TR におけるギャンブル等依存症（医学専門用語ではギャンブル行動症）の診断基準

A. 臨床的に意味のある機能障害または苦痛を引き起こすに至る持続的かつ反復性の問題賭博行動で、その人が過去12カ月間に以下のうち4つ（またはそれ以上）を示している。

(1) 興奮を得たいがために、掛け金の額を増やして賭博をする必要

(2) 賭博をするのを中断したり、または中止したりすると落ち着かなくなる、またはいらだつ

(3) 賭博をするのを制限する、減らす、または中止するなどの努力を繰り返し成功しなかったことがある。

(4) しばしば賭博に心を奪われている（例：過去の賭博体験を再体験すること、ハンディをつけること、または次の賭けの計画を立てること、賭博をするための金銭を得る方法を考えること、を絶えず考えている）。

(5) 苦痛の気分（例：無気力、罪悪感、不安、抑うつ）のときに、賭博をすることが多い。

(6) 賭博で金をすった後、別の日にそれを取り戻しに帰ってくることが多い（失った金を"深追い"する）。

(7) 賭博へののめり込みを隠すために、嘘をつく。

(8) 賭博のために、重要な人間関係、仕事、教育、または職業上の機会を危険にさらし、または失ったことがある。

(9) 賭博によって引き起こされた絶望的な経済状況を免れるために、他人に金を出してくれるように頼む。

B. その賭博行動は、躁エピソードではうまく説明されない。

▶該当すれば特定せよ

エピソード性：2時点以上で診断基準に当てはまるが、ギャンブル行動症の期間と期間の間に少なくとも数カ月間は症状の軽快がある。

持続性：持続する症状を経験し、何年もの間診断基準に当てはまる。

▶該当すれば特定せよ

寛解早期：過去にギャンブル行動症のすべての基準を満たした後、少なくとも3カ月以上12カ月未満の間はギャンブル行動症のいずれの基準も満たしたことがない。

寛解持続：過去にギャンブル行動症のすべての基準を満たした後、12カ月以上の間、ギャンブル行動症のいずれの基準も満たしたことがない。

▶現在の重症度を特定せよ

軽度：4～5項目の基準に当てはまる。

中等度：6～7項目の基準に当てはまる。

重度：8～9項目の基準に当てはまる。

注：行動状態の中のいくつかは、物質の摂取を伴わないで物質関連症群に類似しているが、ただ1つの障害、つまりギャンブル行動症だけはこの項に含まれる十分なデータがある。

出典：日本精神神経学会　日本語版用語監修，髙橋三郎・大野裕監訳『DSM-5-TR 精神疾患の診断・統計マニュアル』医学書院，pp.642-643, 2023.

ウソをついてしまうことが多いのです。具体的には、①ギャンブルに行くためのウソ、行ったことを隠すためのウソ（「急な仕事が入って、今から会社に行かないといけない」など）、②ギャンブルをするための資金を得るためのウソ、③ギャンブルに伴う借金を返すためのウソ（「車をぶつけてしまい修理費が必要」など）がよくあります[注6]。(8)は、ギャンブルのせいで、大切な人間関係を壊してしまったり、仕事や家庭を失ってしまいそうになった、あるいは失ってしまった、ということです。友人にお金を借りて返せなくて、友人を失ってしまったり、育児や家事など家庭内の役割がおろそかになったり、多額の借金が発覚して離婚の危機になったり、ということがよく見られます。(9)は、ギャンブルのせいで借金がかさんだり、仕事で集金したお金や、町内会からの預かり金など、手を出してはいけないお金に手を出して、経済的に行き詰ってしまい、その状況を打破するために、友人、家族、親類などにお金を出してくれるように頼む、ということです。つまり、厳密にいえば、銀行やサラ金にお金を借りて返済が滞っているだけでは当てはまりません。「現在の重症度を特定せよ」の項目は、より具体的な本人の状況をチェックするための補足と考えてください。基準となる質問は、あくまでA. の(1)〜(9)の 9 個です。

　これらの質問に対し、4 〜 5 個以上に「はい」と答えた人は、（「軽症」ではあるが）すでにギャンブル等依存症を患っている可能性が高く、6 〜 7 個だと「中等度」、8 〜 9 個だと「重症」と判断されます。「はい」が 3 個以下のケースは、その手前、つまり予備軍と考えられますが、個人差や文化による違いはあるでしょう。これらの基準が必ずしも正しいとは限らない、ということを覚えておいて下さい。あくまで統計学的な、平均としての概念です。

注6：他にも「ギャンブルが原因で、使ってはいけないお金に手を出したことを隠すためのウソ」「ギャンブルが原因で、約束を守れなかったことを隠すためのウソ」などがみられる。

④ **ギャンブル等依存症対策基本法における定義**

　病名としては大変珍しいことですが、国が決めた法律である、ギャンブル等依存症対策基本法（2018 年 12 月成立）の第 2 条において、「ギャンブル等依存症」の定義がされていますので、そ

ちらを見てみましょう。

第2条　この法律において「ギャンブル等依存症」とは、ギャンブル等（法律の定めるところにより行われる公営競技、ぱちんこ屋に係る遊技その他の射幸行為をいう。第7条において同じ。）にのめり込むことにより日常生活又は社会生活に支障が生じている状態をいう。

精神医学における定義と異なるのは、「ギャンブル等へののめり込みによる日常生活又は社会生活への支障」という1点に絞った定義となっていることです。つまり、精神医学における「ギャンブル等依存症」（DSM-5-TR における正式病名はギャンブル行動症）よりも、ギャンブル等依存症対策基本法における「ギャンブル等依存症」の方が、より広い概念といえるでしょう。

ここで、「ギャンブル等」という形で、「等」がついているのは、法律上は賭博ではなく遊技であるパチンコを含むことを明示するためです。

⑤ スクリーニングテスト（サウス・オークス・ギャンブリング・スクリーン：SOGS）

DSM-5-TR の基準は、専門家が質問して判断することを前提にしているため、住民を対象にした調査では、本人に質問票を記入してもらい、便宜的に診断の代用とすることがあります。また、専門家の診察の前に、本人に質問票を記載してもらい、診察の補助に用いることもあります。こういった目的で用いられる質問票をスクリーニングテストと呼びます。

ギャンブル等依存症のスクリーニングテストで最もよく使用されているのは、1987 年にアメリカのニューヨーク州にあるサウス・オークス病院[注7]のギャンブル治療チームが開発したサウス・オークス・ギャンブリング・スクリーン（South Oaks Gambling Screen：SOGS）です（182 頁参照）[注8]。SOGS は次のような内容です。

SOGS の質問1から3は、これまでにしたことのあるギャンブ

注7：1880 年代に設立された精神科病院で、アルコール依存症、薬物依存症、ギャンブル等依存症のための治療プログラムを提供している。

ルの種類、最初にした年齢、これまでに 1 日に賭けた金額の最高
額を尋ねています。これらはスクリーニングテストの点数には関
係ありません。

　SOGS の質問 4 から 16 については、米国精神医学会の診断基
準第 3 版（DSM-Ⅲ）と第 3 版改訂版（DSM-Ⅲ-R）の診断基準（そ
こでの病名はいずれも「病的賭博」）を参考にして作成されてい
ます。これらの質問の合計点が 5 点以上の者は**ギャンブル等依存
症の疑いがある**と判断されます。3 〜 4 点は少し危ない「予備群」
のレベルです。

　また、SOGS 以外にも、PGSI（Problem Gambling Severity
Index：問題ギャンブル重症度指数）というスクリーニングテス
ト（187 頁参照）も、住民調査や、診察の補助としてよく用いら
れています。PGSI は、2001 年にカナダの研究チームにより開発
された、過去 12 カ月のギャンブル問題重症度を測定する自記式
尺度です。9 項目の質問項目に、「まったくない」、「ときどき」、「た
いていの場合」、「いつも」の 4 択で回答し、その点数を集計して、
8 点以上を「問題ギャンブラー」と判定します。

　SOGS も PGSI も、いずれも日本語版が作成されています。

⑥ 疫学

　人口のうちどのくらいの人が、ある病気にかかっているかを調
べることを疫学といいます。ギャンブル等依存症の疫学に関して
は、ギャンブル等依存症対策基本法第 23 条により、3 年ごとの
実態調査をすることが義務付けられています。この法律に基づい
て 2020 年に行われた、久里浜医療センターによる最新の調査で
は、先に述べた、SOGS 日本語版、PGSI 日本語版という 2 つの
尺度を用いて調査が行われました。それによると、SOGS で 5 点
以上の「ギャンブル等依存症が疑われる者」は、18 歳から 74 歳
の国民のうち、男性の 3.7％、女性の 0.7％、全体の 2.2％と推定
されています。これは、2020 年 10 月の人口から換算すると、
191 万人に相当します。また、PGSI で 8 点以上の「問題ギャン
ブラー」にあたる人は、男性の 2.8％、女性の 0.4％、全体の 1.6％

注 8：SOGS の日本語版は、これまでに 3 回作成されている。
① 1996 年、斎藤学によるもの。雑誌「アルコール依存とアディクション」で発表された。
② 2007 年、木戸盛年らによるもの。雑誌「心理学研究」で発表された。
③ 2008 年、樋口進らによるもの。厚生労働科学研究において、作成と信頼性・妥当性の検証が行われた（巻末資料参照）。
①から③は、それぞれ表現や細かい項目が異なっている。厚生労働省が行っている 3 年ごとの実態調査では、樋口らが作成した②をもとにした SOGS 日本語版が使用されている。

と推定されています。

⑦ 分類

　　ギャンブル等依存症といっても、イントロダクションで挙げたように、さまざまなタイプの方がおられます。そこで、ギャンブル等依存症については、3つのタイプに分類して、対応や治療を考えていくことが一般的です。

　　ギャンブル等依存症の分類に関しては、2011年に北里大学の宮岡等教授らが厚生労働省の補助金を受けて行った研究[注9]の中で作成した、病的ギャンブリング類型分類（タイプⅠ、タイプⅡ、タイプⅢという3分類）がよく用いられています。ざっくり言うと、それぞれ、ギャンブルを繰り返すうちに癖になってしまったタイプ、うつや不安などを紛らわすためにギャンブルをしているタイプ、行動を抑制する前頭葉の働きの不十分さのためにはまってしまったタイプ、といえるでしょう。

注9：研究名は「病的ギャンブリング（いわゆるギャンブル依存）の概念の検討と各関連機関の適切な連携に関する研究」。

⑧ ギャンブル等依存症の起きる仕組み

　　ギャンブル等依存症を理解し、支援していくためには、ギャンブル等依存症の起きる仕組みを理解することが重要です。実は、

表 2-2　ギャンブル等依存症の3分類

名称	どういうタイプか？	【参考】厚生労働科学研究報告書での説明
タイプⅠ （単純嗜癖型）	ギャンブルを繰り返すうちに癖になってしまったタイプ	ギャンブリングにのめり込んでいるが、他の精神障害の併存はみられない群（ギャンブリングの問題により二次的に生じた抑うつや不安症状は除く）
タイプⅡ （他の精神障害先行型）	うつや不安などを紛らわすためにギャンブルをしているうちにはまってしまったタイプ	大うつ病、双極性感情障害、統合失調症、不安障害、アルコール依存症等が、ギャンブリングの問題に先行して見られる群
タイプⅢ （パーソナリティ等の問題型）	行動を抑制する前頭葉の働きが不十分なためにはまってしまったタイプ	反社会性パーソナリティ障害、広汎性発達障害、精神遅滞、認知症、器質的な問題等で衝動制御が困難な状態等の併存が見られる群

依存症の起きる仕組みは、物質依存症であってもプロセス依存症であっても共通しています。

　図2-1をご覧ください。飲酒、ギャンブル、ゲームなど、ある行動を取った際に、即座に快感が生じたり、苦痛が消失したりすると、それによって、脳の奥にある「中脳」の、「腹側被蓋野」という場所が刺激されます。ちなみに、中脳は爬虫類の脳、生きるための脳ともいわれ、呼吸、食事、生殖行動などに関わっています。

　この刺激により、脳の奥、中脳より少し前側にある「辺縁系」の、「側坐核」という場所と、前頭葉の一番前側にある「前頭前野」という場所で、ドーパミンという物質が放出されます。

　辺縁系は哺乳類の脳、感じる脳ともいわれ、喜怒哀楽といった感情と関係しています。辺縁系の中でも側坐核は、「もっと欲しい！」「もっとやりたい！」という欲望と関係しています。側坐核で放出されたドーパミンは、「もっと欲しい！」「もっとやりたい！」という欲望をかきたてる働きをします。つまり、行動に対するアクセルが強まります。

　これに対して前頭葉は、霊長類の脳、考える脳ともいわれ、思考と関係しています。そして、前頭葉の中でも前頭前野は、「理性で、本能的な行動にブレーキをかける」役割を持っている部分です。大脳の前頭前野で放出されたドーパミンは、この前頭前野

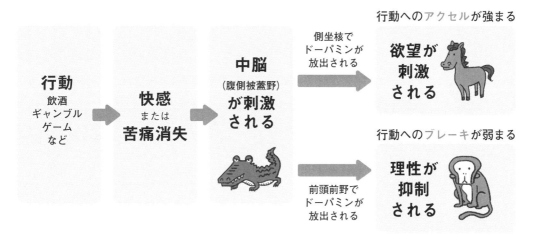

図2-1　依存症の起きる仕組み

の働きを弱めます。つまり、放出されたドーパミンにより、本能的な行動へのブレーキが弱くなってしまいます。

　こうして、飲酒、ギャンブル、ゲームなどの行動を繰り返すたびに、脳の中でドーパミンがどんどん放出され、それによって、こうした行動へのアクセルが強まり、ブレーキが弱まるために、はまってしまうことになるのです。

［参考文献］

・日本精神神経学会　日本語版用語監修，髙橋三郎・大野裕監訳『DSM-5-TR 精神疾患の診断・統計マニュアル』医学書院，2023.
・「厚生労働省科学研究費補助金　障害者対策総合研究事業　病的ギャンブリング（いわゆるギャンブル依存）の概念の検討と各関連機関の適切な連携に関する研究　平成 23 年度分担研究報告書」

第2節 ギャンブルの「深追い」とは

1 「深追い（chasing）」とは

　ギャンブルに勝つとお金が手に入り、とても得した気分になると思います。一方、ギャンブルに負けるとお金を失い、なぜこんなことにお金を使ってしまったのだろうか、こんなことになるのであればギャンブルなんてするのではなかったと後悔する気分になると思います。このようにギャンブルで負けた後、多くの場合は後悔して終わると思うのですが、中にはギャンブルで負けた後、その負けをギャンブルで取り返そうとする人がいます。このようなギャンブルの負けをギャンブルで取り返そうとする行為を「深追い（chasing）」といいます。

❶「深追い」の定義と診断基準

　「深追い」については、アメリカの研究者レシュール（Lesieur, H. R.）によって、以下のように定義がされています。

> **「深追い」とは**
>
> 　ギャンブルで負けているにもかかわらず、その負けを取り返そうとすることであり、負けた金額が大きければ大きいほどその傾向は激しくなる。
>
> 　　　　　　　　　　　　　　　　　　　　　（Lesieur, 1979）

　また、DSM-5-TR におけるギャンブル等依存症（医学専門用語ではギャンブル行動症）の診断基準では、ギャンブル等依存症について「A. 臨床的に意味のある機能障害または苦痛を引き起こすに至る持続的かつ反復性の問題賭博行動で、その人が過去12 カ月間に以下のうち 4 つ（またはそれ以上）を示している」と説明されています。そしてギャンブル等依存症の「深追い」に関して以下のような説明がされています。

> **診断基準 A（6）**
>
> 　賭博で金をすった後、別の日にそれを取り戻しに帰ってくることが多い（失った金を"深追いする"）。
>
> （DSM-5-TR の診断基準）

出典：日本精神神経学会　日本語版用語監修，髙橋三郎・大野裕監訳『DSM-5-TR™ 精神疾患の診断・統計マニュアル』医学書院，pp.642-643, 2023.

　先に示したレシュールの定義では負けを取り返す行動について「chase」という用語が使用されており、DSM-5-TR の英語版の診断基準では「chasing」という用語が使用されています。この行動についての用語は統一的に使用されていませんが、このテキストでは「深追い（chasing）」という用語を使用します。

　これらの定義から深追いは、**ギャンブルで負けてお金を失った後**、これ以上負債が増えないよう負けたお金をあきらめるのではなく、**負けたお金を取り返そうとする行動**であることがわかります。それでは、「深追い」はいつ起こるのでしょうか。

❷ 「深追い」はいつ起こるのか・起こりやすさの原因

　第 2 章第 1 節でも述べましたが、DSM-5-TR の診断基準では**「深追い」が起こるタイミング**について、負けてお金を失ったその日ではなく、「別の日」と説明されています。また、レシュールの定義では「その負けを取り返そうとすること」と説明しているのみで、いつ取り返しに来るのかについては明確に説明されていません。実際の状況を考えてみると、「深追い」には負けてお金を失った後、別の日にそのお金を取り返しに来る「深追い」と、負けている時に、すぐ負けを取り返そうとギャンブルを続ける「深追い」とがあるようです。前者の「深追い」は「**負けたお金を取り返すという明確な意図をもって、別の日にギャンブルをしに戻ってくること**」と定義されており、セッション間チェイシング（between-session chasing）と言われています。そして、後者の「深追い」は「**ギャンブルで負けている時に予定していた金額よりもさらに多くのお金をかけ、損失を取り返そうと追いかけて長時間ギャンブルを続けること**」と定義されており、セッション

内チェイシング（within-session chasing）と言われています。

　「深追い」がどのような場合に起こりやすいのかについては、**ギャンブルの種類によってその起こりやすさが違うのだと考えら**れています。例えば海外ではオンラインカジノのギャンブラーはオンラインポーカーのギャンブラーと比較し、深追い行動が多いと報告されています。

　現在日本では競馬、競輪、モーターボート競走、宝くじ、スポーツ振興くじ、パチンコ・パチスロなどのギャンブル産業が存在していますが、海外と同様にこれらのギャンブルの種類によって「深追い」の起こりやすさが違っているかもしれません。また近年、競馬、競輪、モーターボート競走や宝くじ、スポーツ振興くじは**ネットでの購入**が可能になり、このような変化も「深追い」の**起こりやすさに影響**を与えていると考えられます。そして、ギャンブルをする場所に **ATM などが設置**されているかどうかも、「深追い」の起こりやすさに**影響**することが報告されています。

　ここでは、「深追い」には別の日に負けを取り返しに戻ってくるものと、その日に負けを取り返そうとするものの 2 種類があること、ギャンブルの種類や環境によってその生起頻度が異なることを知っておいてください。

❸「深追い」をするのはギャンブル等依存症の人だけではない

　「深追い」は、ギャンブル等依存症の人にみられる特徴の一つだと考えられていますが、ギャンブル等依存症ではない人にも「深追い」の特徴はみられるのでしょうか。これまでに実施されたギャンブル行動に関する調査の結果から、**一般的なギャンブラーの3～4割が時々深追いをし、1割がたいてい、いつも深追いする**ことがわかっています。そして、ギャンブル等依存症の人では一般的なギャンブラーと比較し、「深追い」をする傾向が非常に高いことが示されています。

　「深追い」をする人は、物事の捉え方が一般の人とやや異なっていて、ギャンブルに費やす時間とお金が多いことも明らかになっています。ここでは、「深追い」はギャンブル等依存症でなくてもギャンブルをする人であれば誰にでも起こりうることであ

ることを覚えておいてください。

② なぜ「深追い」をするのか

　人が「深追い」をしてしまう理由について、レシュールはギャンブラーにはギャンブルで**負けて失ったお金を取り返したいという欲求**があり、**ギャンブルがそのための一つの手段であると考えられている**からだと説明しています。ギャンブルを始めて間もないころは、ギャンブルで負けてお金を失ったのであれば、それ以上負債が増えないようにあきらめることもあると思います。これは、ギャンブルに対してコントロールができている状態であると考えられます。しかし「深追い」をしてたまたま負けを取り返すことがあった場合、そのギャンブラーの自信は高まり、**ギャンブルに対してより魅力を感じる**ようになります。そしてギャンブラーはその魅力や興奮から、より多くギャンブルをするようになり、**負けたときにお金を取り返そうと「深追い」することが当たり前**になってきます。

　「深追い」をしたときに負けたお金を取り返すことができればいいのですが、何度も「深追い」をしていくうちに**たいていの場合は負債が増え**、その増えた**負債を取り返すためのより多くの資金が必要**となります。そのためにギャンブラーは貯金を崩したり、それが無くなるとお金を借りたり、時には犯罪に手を染めたりするなど、さまざまな方法を用いて、ギャンブルで生じた負債を取り戻すための資金を得ようとします。

　そして、**そのようにして得た資金を元手にさらに「深追い」をし、さらに負債が増えるというマイナスの渦に巻き込まれ、ギャンブルに対するコントロールを失って**しまいます。このように**「深追い」が新たな「深追い」を生み出し**、さらにはギャンブルをするための金銭を得る方法を絶えず考えるという、ギャンブル等依存症特有の症状も示すようになります。

　「深追い」をして負けを取り返すことができなかった場合、ギャンブラーは不安やギャンブルに対するコントロールの喪失を感じ、無謀な賭け方をしたりさらに「深追い」を行ったりする場合

もあります。

　このように、人が「深追い」をしてしまう理由は、ギャンブル
で負けて失ったお金をあきらめるのではなく取り返そうという欲
求がわき、その手段としてギャンブルを選択してしまったからで
あることがわかります。つまり、ギャンブルで負けて失ったお金
をギャンブルで取り戻すことができるという非適応的な考え[注1]
を持ってしまうことから、人は「深追い」をしてしまうのです。
そして、「深追い」をした結果負債が増え、レシュールの定義に
もあるように「負けた金額が大きければ大きいほどその傾向は激
しく」なり「深追い」が新たな「深追い」を生んでいくのです。

注1：心理学では、柔軟
で現実的な考えを「適応
的な考え」、逆にかたく
なで現実にそぐわない考
えを「非適応的な考え」
という。

---

③ 非適応的な考え・考え方のクセについて

　人が「深追い」をしてしまう理由について、一般の人と異なっ
た考えを持ってしまうからと説明しましたが、特に**ギャンブル等
依存症の人**には他にも**ギャンブルに関する一般の人と異なった考
え、信念、思い込みといった考え方のクセ**があることも指摘され
ています。このような独特の考え方によって、ギャンブルへの欲
求が高まったり、負けて失ったお金を取り戻すためにさらにお金
を費やしたりしてしまうのです。

　特に「ギャンブル等依存症」の人にとっては、このような考え
方のクセが原因で、ギャンブルの再発につながったりもします。
それでは、ギャンブル等依存症の人が持つ考え方のクセにはどの
ようなものがあるのでしょうか。ここでは久里浜医療センターが
開発したギャンブル障害の標準的治療プログラム（STEP-G）の
回復支援マニュアルに示されている例の一部を紹介します。

❶「こうすれば当たる」

　1つ目はコントロールの可能性の錯覚という考え方のクセで
す。コントロール可能性の錯覚とは、ギャンブル行動の結果をコ
ントロールできるという非適応的な考えで、具体的な例としては
以下に示したような内容になります。ギャンブルの結果は一定の
確率によって決定されるものが多いのですが、ギャンブル等依存
症の人はジンクスや自分の技量・才能によって、結果が変わり得

ると信じている傾向が強いようです。

> **コントロールの可能性の錯覚の具体例**
>
> ・前に勝った時間帯を信じる。
>
> ・勝った時の服装と幸運のお守りを持っていると、ついている。
>
> ・ラッキーナンバーを信じている。
>
> ・強く／弱くレバーを叩けば、当たりやすい気がする。
>
> ・自分にはギャンブルの才能がある／ないと思う。
>
> ・ギャンブルは運や確率ではない、自分の力の問題だ。
>
> ・今日負けたのは、家族がいらいらさせて運気を悪くされたから
> 　だ。

❷「こんなとき当たる」

　2つ目は予測可能性の錯覚です。予測可能性の錯覚とは、ギャンブルに勝つ前兆や予兆のようなものがあると考えたり、過去の勝ち負けの情報や履歴から、自分には正確に勝敗を予測するスキルがあると考えたりすることで、具体例として以下に示したような内容になります。

　もちろん、これまでの勝敗の結果がこれからの勝敗の結果に影響を及ぼすことはありません。しかし、ギャンブル等依存症の人は今後もギャンブルを続ける言い訳として、勝ちや運気の流れが続くと信じるのでしょう。

> **予測可能性の錯覚の具体例**
>
> ・この店には初めて来て勝った。この店とは相性がいい。
>
> ・今日これだけ勝った。この運気は明日も続くのでは。
>
> ・学校や会社などで良いことがあったら、ギャンブルでもツキが
> 　回ってきていると思う。
>
> ・今日は誕生日だから勝てそうな気がする。
>
> ・こんなに仕事が大変だったのだから、ギャンブルでは良いこと
> 　があるだろう。
>
> ・経験上、「この次は○○が来る流れだ」と思う。

❸「今度こそ当たる」

　3つ目はギャンブルの結果の解釈の偏りです。ギャンブル等依存症の人は、勝ったときは自分の能力やスキルのおかげであると考え、負けたときは責任転嫁をして他人の影響や運の悪さであると考える傾向があります。またギャンブルに負けることは、今後ギャンブルに勝つ能力や、スキルの向上に役立つという誤った認識を持っていることがあります。

　「ギャンブルの結果の解釈の偏り」の具体的な内容を以下に示します。ハズレが続くとそろそろアタリがくると信じたり、ルーレットなどで同じ番号が続くと次はそれ以外の番号になる確率がいつもより高まったりすると信じる傾向のことは「ギャンブラーの誤謬（もしくは錯誤）（gambler's fallacy）」と呼ばれます。そのような非適応的な認識をなぜ持つのか、経済学や心理学の分野で研究が進められています。「ギャンブルの借金は、ギャンブルで返したい」と考えたり、ギャンブルで「負けた記憶よりも、勝った記憶が多い」といったように記憶に偏りがあったりすることは、ギャンブルでの「深追い」行動に深く関連していると考えられます。

ギャンブルの結果の解釈の偏りの具体例

・昨日は出ていない台だから、今日こそは出るに違いない。

・全く外れ続けている台があり、もうすぐ出るだろう。

・続けて「1」が来ているから、次は「1」以外が来そうだ。

・ギャンブルの借金は、ギャンブルで返したい／返せるはずだ。

・ギャンブルで負けた記憶よりも、勝った記憶の方が多い。借金をしているのだが…。

・財布のお金を全て賭けないと気がすまない。全て賭ければ何とかなる。

・負けたけれど、これもまた勉強だ。

・少しだけして、すぐやめるから大丈夫。

・頑張っているし、ギャンブルしたって悪くない。

・1回賭けるだけなら問題ない。

・しばらくギャンブルをやめていられるから、もう適度にできるのでは？

・ギャンブルや借金について、急に楽観的になったり悲観的になったりする。

❹「ギャンブルが全てを解決してくれる」

4つ目はギャンブル行動に関する期待です。ギャンブルをすると自分は幸福になれると考えたり、日々のストレスや落ち込みから解放されたり解消したりできると考える傾向のことをいいます。

実際のギャンブル場面において、やめるタイミングによって勝つことはあるかもしれませんが、ギャンブルは産業として胴元が儲かるようにできているわけですからギャンブルをし続けると負けてお金を失います。ですので、ギャンブルをするということは結果としてお金を失ったり借金をしたりすることにつながり、不幸になったりさらなるストレスや落ち込みを生むことの方が多くなるのですが、ギャンブル等依存症の人は、それとは逆の期待をしてしまう傾向があるようです。

ギャンブル行動に関する期待の具体例

・ギャンブルをすると、「ストレス発散になり、問題が解決する」と思っている。

・ギャンブルをする（ギャンブルに勝つ）と誇らしい気分になれる。

・ギャンブルをすると満足する。→ギャンブルをしないととても退屈である。

・ギャンブルをすると、ほっとする。→ギャンブルをしないと、リラックスできない。

ギャンブル行動をやめたり再発を予防したりするためには、ここまで説明してきた4つの考え方のクセについて知り、自分自身がそのような考え方を持っているのかどうか振り返ることが重要になります。そして、どのような場面や状況が引き金になり、ギャ

ンブル行動に関する考え方のクセが出てきやすいのかを認識することが必要になります。そのような認識を持ち、特定の場面や状況を避けることで、ギャンブル行動をやめたり再発を予防したりすることができやすくなると考えます。

［参考文献］

・Lesieur, H. R., "The Compulsive gambler's spiral of options and imvolvement," *Psychiatry*, Vol. 42（1）, pp.79-87, 1979.
・日本精神神経学会　日本語版用語監修, 髙橋三郎・大野裕監訳『DSM-5-TR 精神疾患の診断・統計マニュアル』医学書院, 2023.
・樋口進・松下幸生・古野悟志『ギャンブル障害 STEP-G 回復支援マニュアル』法研, 2021.

はまっている人（はまりつつある人）の見分け方

　ギャンブルにはまってしまった人、もしくは、はまりつつある人（以下「はまっている人」とします）には、その行動様式に、一定の特徴があると考えられています。わかりやすく言えば、はまっている人は「**他人と異なる行動様式（特徴や習慣）を持っている**」ことが多いということです。

　あなたが、ギャンブル場にやってくる顧客たちと直接対応する・しないにかかわらず、「はまっている人がどのような行動様式を持っているのか」を知ることは重要です。うまく観察すれば、そうした「サイン」に気づく可能性は高まるでしょう。直接対応しない職種で働く人でも、家族や周囲の人々に、適切なアドバイスをすることが可能です。

　もしあなたが、客と直接相対峙する職種（例えば、ディーラーやウェイトレス）に就いている場合は、そうした客たちの発信する「サイン」を正しく把握し、必要があれば、直属の上司に報告することが求められます。その意味でも、正しく知っておくことは重要なのです。

　どんなときに上司に報告すべきか（あるいはしなくてよいか）は、働く場所や職種によって異なります。ここではあえて触れま

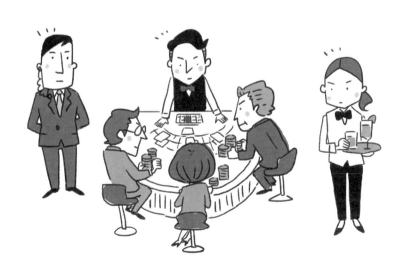

せんが、その都度よく考え、柔軟に対応できることが求められているのです。ではまず、「客（ギャンブルにはまる人）の出すサイン」から説明を始めます。

① カジノフロアにおける行動

カジノフロア内には、バカラやブラックジャックなどの「テーブルゲーム」もあれば、スロットマシンに代表される「マシンゲーム」もあります（カジノによってはそれ以外のゲーム[注1]もあります）。はまっている人の行動パターンのうち、ゲームアイテムに関係なくあてはまる特徴は、次に挙げる何項目かの行動パターンです。

（1）マラソンセッション

はまった人々の一番の特徴は、「休憩を取らずにひたすらプレイし続ける」ことが多いという点です。ここでは「マラソンセッション」と呼んでおきますが、トイレに行く間も惜しみ、食事もスキップすることが多くなります。

もしあなたの対応するプレイヤーが、3時間を超えてプレイを続けているなら、あなたは直属の上司—例えばピットボス[注2]やフロアマネジャーなど—に、その旨知らせることを勧めます。多くの場合、あなたの上司たちも気づいているものと思われますが、知らせるという行為自体、あなたが正しく対応していることを示すことでもありますし、それがあなたがたに期待される行為でもあるからです。

このような連続した長い時間のプレイ、つまり「マラソンセッション」は、はまっている人の第一の特徴です。ただし（日本のカジノフロアに設置されるか否かは不明ですが）「ポーカー」のテーブル客は、プレイ時間が長くなりがちですので、少し長い程度では問題なしと覚えておいてください。

（2）賭け金上昇傾向

長い間プレイを続ける人でも、賭け金額が一定の範囲で推移しているなら、特に問題とはならない可能性が高いでしょう。しかし例えば、当初10ドル〜50ドルくらいの賭け金でプレイしてい

注1：ラスベガスなどでは、テーブルゲーム部門、スロットマシン部門の他に、キノ・ビンゴ部門、スポーツ・ベッティング部門、ポーカー部門などに分かれている。

注2：ブラックジャックでは4〜6テーブル、ルーレットでは2〜3台に1人、監督責任者がいる。それがピットボスである。

たプレイヤーが、次第に20ドル〜100ドル、あるいはそれ以上の範囲に賭け額が移行したようなケースは、注意が必要です。

　負けたあとで賭け金をどんどん増やすのは、はまりつつある人々に見られる危険なサインです。そのような賭け方をすると、通常は手元のチップがすぐに無くなってしまいます。おそらくカジノからの借金（クレジット）[注3]を願い出る頻度も増えるでしょう。

　各プレイヤーの、カジノ側からの信用ライン（クレジットライン）は、通常、プレイヤーの過去の実績に従って決められています。その信用のラインのギリギリまで借り、借金を繰り返す回数も増えるかもしれません。「賭け金上昇傾向」は、はまる人の特徴の中でも特に顕著なものとして知られています。

（3）軍資金調達

　昨今ではギャンブル場内に、現金を引き出せるマシン（ATM）の設置が禁止されているケースが多いのですが、場所によってはまだ場内に設置されています。同じテーブルでプレイしている間、あるいは同じスロットマシンでプレイしている間に、もしATMから2回以上現金を引き出したようなケースは、行動を注視する必要があるでしょう。それは予定を超えて、お金を消費してしまっていることを意味しているからです。

　日本では、場内にATMが設置されていないことが多いようで

注3：プレイしているテーブルではピットボスが判断する。キャッシャーでは、本人の信用度を判断する責任者が行う。

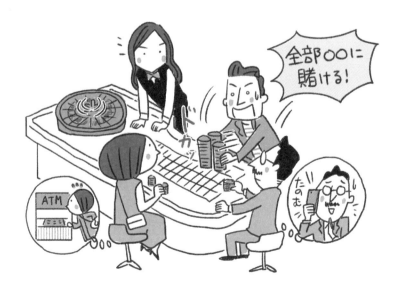

す。しかし、一旦場外に出ると街中にコンビニなどがあり、そこで現金を入手するのは容易です。特に「ちょっと外しますから、この席を取っておいてください」と席を離れた人が、普通より長く中座した場合は、ギャンブル場の外で現金を調達している可能性があるので、常に目を配るようにしましょう。

　中座中に、トイレの前や場内の端などで、スマートフォン（スマホ）や携帯電話を使ってしゃべり続けているケースなども要注意です。借金の依頼をしているケースが考えられるからです。やや怒り口調や大声のときは、その可能性がより高いと考えてください。

（4）感情の発露―ｒｕｄｅｎｅｓｓ―

　カジノゲーミングは本来、社交場における紳士・淑女の優雅なパスタイム[注4]のはずですから、客のプレイマナーもそれなりの格式（上品さ）が求められています。醜悪で失礼な感情発露的行動（rude behaviors）は好ましくありません。そして経験上言えることは、それらの行動をとる人々とギャンブル依存状態とは、かなり深い関連性（相関）があることが多いという点です。例えば、次に挙げるいくつかの行動を見たり聞いたりしたときは注意が必要です。

- ・アルコールの入ったドリンクを飲み続け、かなり酔いが進んでいる。
- ・声が大きい（だんだん大きくなる）。
- ・同じテーブルの他の人々が話しかけても、黙ったままで話をしない（不機嫌状態）。
- ・喜怒哀楽が激しい。特に怒りにまかせて不満げな行動を見せる。
- ・他人（ディーラーや他の客）の悪口を言う。

　この種の醜悪で失礼な行為は、度が過ぎるとカジノからの強制退去処分や、あるいは警察介入まで必要になる可能性がありますが、その段階に至る以前までは、カジノ側が正しく対応および対処する必要があるでしょう。

注4：余暇活動によって楽しく時間を使うことをパスタイムと呼んでいる。

　ギャンブル等依存症は、数ある依存症の中でも、特に発見されにくいタイプの依存症と考えられています。その主たる理由は、「かなりはまっていても、外見ではあまり変化が見られない」という点にあります。これがもし、薬物やアルコールによる依存状態なら、周囲の人々が「(何か) おかしい」と気づく可能性が高いでしょう。しかしギャンブル等依存症は、本人が借金まみれになっていても、なお気づかれないかもしれない、依存症の中でも特に恐ろしい病気なのです。それでも「何らかのサイン」は出していることが多いのも事実です。

❶若年男性

　一般論として、20代〜30代のサラリーマン、そして既婚の男性という条件を設定します。ギャンブル等依存症レベルがかなり進みつつある状況下で、彼らがどんなサインを出しているのかを考えてみましょう。カジノ以外のギャンブルも含みます。

(1) 職場にて

注5：現在ではネット上で馬券が買えるため、わざわざ場外に行く必要性は薄れている。

・長い昼休みを取る (場外馬券売場[注5]やパチンコなどへ行く)。
・午後どこへ行ったか誰も知らない (同上)。
・仕事がはかどらない (集中できない)。
・遅刻が多い (夜更かしをしている)。
・トイレが頻繁で少々長くなっている (ラジオを聴く、新聞のチェック etc.)。
・休暇を連続で取らず、とびとびに取る。
・突然病気で休む (「今日は熱があるので休む」などと、家族からではなく本人から連絡がある)。
・休みの日に出勤する。
・声をひそめてよく電話をする (借金関連、ノミ屋など)。
・知らない (仕事と関係ない) 同じ人から、よく電話がかかる (借金の催促)。
・喜怒哀楽が激しい。
・前借りや社内預金の取崩しが多くなる。

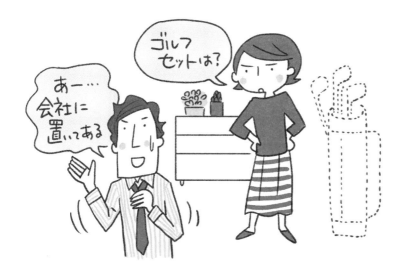

（2）家庭にて（妻から見て）

・多忙で、しかも時間の使い方がおかしい（時間の使い方に関しウソをつく）。

・会社に行ったはずなのに、電話をしても会社にいなかった。

・減った貯金の言い訳がどこかおかしい。

・一部銀行口座などの郵便の送り先を職場宛に住所変更した。

・（よくわからない書類に）家族が署名捺印するように求められる（連帯保証人関連のことが多い）。

・友人のパーティや映画などに、（いろいろ理由をつけて）一緒に行かなくなった。

・大切にしていた値打ちのある品が消える。

・急に不機嫌になったりする。

・何をするにも上の空である。

　以上はアメリカでの事例を参考にしたものですから、日本人にあてはまらないケースもあるでしょう。また、はまっている人でも全てにあてはまるとは限りません。金の流れを追跡できる小切手を多用するアメリカとは異なり、不明朗な現金決裁の多い日本では、ごまかしや脱税などによる**軍資金の獲得行為**[注6]—違法なものがあるにせよ—は、比較的容易です。

❷ **ニュートレンド—オンライン**

　最近の傾向としてもう一つ、オンラインゲーミングにはまって

注6： 多くの場合、「ちょっと借りるだけ」という気持ちで流用することからスタートする。「勝って返せばいいのだ」と。

67

いるせいで、変化しがちな行動パターンにも言及しておきましょう。

　職場でも家庭でも、個人用のスマホなどをいじる頻度が、急に増えることがあります。今のオンラインゲームは、スマホなどからのアクセスが中心です。スマホを媒介とした、ギャンブル等依存症に入りかけている可能性がありますので、気をつけてください。

　職場でなら、他人の目から隠すようにしてスマホをいじることが増えるでしょう。喫煙所やトイレに行く頻度も増えます。家庭でなら、用もないのに「ちょっとコンビニに行ってくる」などと外に出る頻度が増加したときは、危険な一つのサインです。家族の人がそれとなく、スマホのアクセス先や内容などをチェックすることが、効果的な予防や悪化を止める方法だと考えられます。

　このように、本人の出すさまざまなサインを、周囲がなるべく早く気づき、間違った方向に行かないよう気をつけてあげることが、これ以上進行させないために重要となるでしょう。

❸女性ギャンブラー

　先ほど、20代〜30代のサラリーマン男性という前提で話をしました。ギャンブル等依存症になるのは、男性が多いのは確かですが、むろん女性もはまります。女性がはまるケースには、**男性にはあまり見られない特徴**[注7]が存在することもあります。特に女性に見られる、男性との顕著な違いを示しておきましょう。

（1）年齢

　これはアメリカの例を参考にしていますが、ギャンブル等依存症になる女性は、男性に比べて**年齢が高め**だといわれています。

　減少傾向にあるとはいえ、日本でも海外でも「専業主婦」は、まだまだ大きな割合を占めています。平均的な主婦を考えますと、30歳代後半までは、家庭の維持のためのいろいろな仕事に加えて、「子育て」が手間や時間のかかる部分です。早い話が、忙しくしている間に1日が過ぎていくため、ギャンブルなどに興味を持つことはあまりないと考えられます。

　ところが、子どもたちが義務教育を終える頃から、つまりおおよそ40歳代に入る頃から、比較的時間に余裕ができるようにな

注7：臨床的にはそれぞれすべてケースは異なる。ここでは平均的な意味での男女の違いを示す。

ります。家族状況や交友関係にもよりますが、自由な時間が増えるため、男性より年齢の高い段階でギャンブルにめざめ、そしてはまる人もいるのだと考えられています。

（2）エンプティネストシンドローム
（空の巣症候群）

ステレオタイプ的な主婦のパートナー（つれ合い）は、ちょうど40歳を超える頃から忙しくなることが多いようです。地位が上がるにつれ残業や出張が増え、週末なども以前のようにカップルや家族で出掛けることも減ってしまいます。また、子どもが成長して手がかからなくなり、大学進学等で家を出ていく時期になります。つまり主婦にとって自由な時間が増えても、それを紛らわすための行動は逆に減っていくわけです。また年齢差のある結婚では、高年齢の男性が先立つこともよくあります。

このような家庭環境の変化、およびそれによる主婦の心理状態は、「エンプティネスト（空っぽの巣）シンドローム」と呼ばれています。ひな鳥たちが巣立ったあとの巣の中のように、家の中が寂しくなることを象徴しているのでしょう。

アメリカでは、キッチンドリンカー[注8]という、女性のアルコール依存症が社会問題化していますが、これは独りぼっちになった主婦が、寂しさを紛らわすためにアルコール飲料を飲み始め、ついには病気のレベルに至ってしまう現象をさします。体質的にアルコールを受けつけない人の場合は特にそうなのですが、エンプティネストシンドロームに陥った主婦の、逃避先の一つがギャンブルであることが、よく知られるようになってきました。

今は、オンラインゲーミングならキッチンでできますから、キッチンドリンカーならぬキッチンギャンブラーも増えているものと思われます。しかし元々の症状の多くは、身近な場所で始まることが多かったようです。

（3）コンビニエンスギャンブリング

信頼できる報告（NGISC[注9]、1996）によりますと、ギャンブル等依存症を増やす要因の最大のものは、いわゆるカジノやレース場などのギャンブル場ではなく、街のそこかしこに存在する「コンビニエンスギャンブリング」だと結論付けられています。ホテ

注8：直訳すれば「台所で呑む（酔う）人」だが、特にアメリカでは寂しさをまぎらわせるため、アルコールにはまっていく専業主婦をさす。

注9：ゲームの影響に関する全国研究委員会（National Gaming Impact Study Commission）のこと。クリントン政権により1993年にスタート。

ル、バー、それにマーケット（モールやコンビニエンスストア）などに、10台以下のスロットマシンか、それに類するマシンゲームが設置されているケースがありますが、それらが「コンビニエンスギャンブリング」と呼ばれています。いわゆる「ミニカジノ」です。

　スーパーなどで、お釣りに小銭（例えば25¢玉）があると、ついレジの外にあるスロットに放り込みたくなるのでしょう。そのうち、マーケットに行く前に集めたコインを持っていくようになります。マーケット以外の買い物においても、お釣りをもらうためだけに、なるべく現金で支払いをしたりするようにもします。このレベルではすでに、依存状態に半分以上足を踏み入れつつあると考えられます。

（4）テーブルよりマシン

　統計によりますと、女性がはまるギャンブル種目は、スロットマシンやポーカーマシン（「ポーキー」とも呼ばれます）などのマシンゲーミングが多いようです。コンビニエンスギャンブリングがスタートのきっかけになったこともその要因の一つですが、マシンゲーミングの前でずっとプレイするスタイルは、女性に多いようです。

　もう一つの理由は、テーブルゲームはディーラーと相対したり、別のプレイヤーから話しかけられたりすることがあるわけですが、それがわずらわしい、あるいは怖いからだと考えられます。テーブルゲームにおける、「（思い込みにすぎないかもしれませんが）鉄火場」というムードの場所から受ける心理的圧迫感（英語で「intimidation」）は、マシンゲームにはないからだと言うのです。

　「この席は私のもの」という感覚で、いつも同じマシンの同じ席に座る女性は少なくありません。そうこうするうちに、仲間ができます。同性の似たような年齢であるケースが多いようですが、一種の「コミュニティ」のようなグループができ始めるわけです。曜日を決めて、一緒に昼休みをとったりもします。これは、日本のパチンコパーラーでも似たようなことが起こっているようです。パチンコ場内の決まったコーナーを占領する、仲良しコミュ

ニティの存在です。

　実を言いますと、マシンゲームにはまっている男性もけっこういます。単に女性より割合が少ないというだけの話です。

　そもそも、最も多くのギャンブル等依存症患者を生み出しているのは、テーブルゲームではなくマシンゲームなのです。スロットマシーン、ポーカーマシン、それにテーブルゲームをそのまま1人用にしたマシン、etc.、多くのカジノでは、テーブルゲームの倍くらいの利益[注10]が、マシンゲームから得られているほどなのです。この点で、ギャンブル等依存症といえばルーレットホイールの映像しか使わないテレビ番組やニュースは、根本的な間違いを犯しているような気がします。

注10：ラスベガス大通りのカジノで約50％。その他の州や地域では収益の60〜70％はマシンによる。

（5）日本の特徴

　日本の主婦がアメリカの主婦に比べて、大きく異なる点がもう一つあります。それは「一家の財布を誰が握っているか」、という文化的側面です。

　アメリカなどで、伝統的なステレオタイプ的家庭においては、一家の財政全般は、外で働く男性がその責任を持つことが（今は定かではありませんが）多いようです。主婦は必要な経費[注11]や、小遣いの金額の小切手を書いてもらい、その範囲でやりくりをするわけです。

注11：日本のケースでは、男性が女性に頼んで必要経費をもらうケースが多い。「車の修理に5万円かかったんだ」など。

　アメリカの主婦がギャンブルで散財し、現金が不足がちになりますと、2つの方向性（あるいは両方）が手段として行われるそうですが、その2つとは「支出を抑える」と、「余分に資金を探す」というものです。

　「支出を抑える」のは、マーケットなどでの買い物の質を下げることから始まるでしょう。例えば少々傷んだキャベツでも、調理によってはごまかしは難しくありません。ミルクやチーズもグレードが下がるかもしれません。そのうち化粧や服装も、これまでなかったものに変化します。ただしあまり劣悪な内容にすると、子どもはごまかせたとしても、パートナーにばれてしまいますので、この方法は自ずと限界があります。

　「余分に資金を探す」方法はいくつかあります。一つは手持ちの宝石や、高く売れるものを処分することですが、これもそのう

ち尽きてしまうでしょう。「新しい習い事やサークル活動を始める」という説明で、月々の月謝や小遣いを余分にもらうのも、よく使われる手段です。あるいは架空の友人の結婚祝いや、その子弟の入学祝を理由に、小切手を切ってもらうような手段もあります。ここまでの話で重要なポイントは、これらの手段は、「少々みみっちい金額で、大金を失うまでには至らない」という点です。

　ところが日本の主婦は、多くの場合、家族の財政を管理しています。つまり、ギャンブルにはまったときの損失は、かなり大金になるまで家族が気づかない可能性があるわけです。外で働く男性パートナーは、定期預金や家のローンに至るまで、何がどこにあるのか知らないケースが多く、「月々の小遣いは奥さんからもらう」という人も少なくありません。考えてみれば、これは恐ろしいことだといえるでしょう。

　日本の中・高年齢女性が、マシンゲームでギャンブル依存状態か、それに近い状態になったことを、主催者側が把握したとします。もしその者が、レートの高いマシン[注12]に移ったことを発見したなら、それは介入するタイミングと考えてよいでしょう。

注12：日本のパチンコ・パチスロはほぼ一律のレートだが、海外のカジノは1回1セントから1000ドルくらいまで、いろいろある。

③ はまっていくパターン

　どんなギャンブル等依存症患者といえど、まったく賭けをしなかったことや、おとなしく少額でプレイできていた時代はあるはずです。いきなり大金を賭け続けるようになったわけではないはずです。

　「人々がはまっていくプロセスは、多くの人々において似ている」と考えたのは、ロバート・カスター（Custer, R.）という精神医学者でした。カスター医師はそのプロセスを「勝ち」段階、「負け続け」段階、「破滅」段階の3つに分けました。ただし2段階目の、「負け続け」においては、もう少し詳しく分けた方が実態に即し、しかも日本人に理解されやすいものと考えられるため、ここでは4段階に分けて説明したいと思います。

❶ 第一段階：冒険と自信

　最初は冒険と自信の段階です。初めて特定ギャンブルをやって

みた人が、たまたま勝つことはよくあることです。「ビギナーズラック^{注13}」などと呼ばれることもありますが、ビギナーは多くのケースで保守的で堅い賭けを（こわごわ）行うため、逆説的に勝つことも少なくないようです。ただし1000円が3000円くらいになったと仮定しまして、そのときに「1000円が3000円になるなら、1万円賭けておけば3万円…」などと考えてしまう人もいるようです。そういう甘い認識を持つ人は、後にはまっていく人の候補と考えられます。

　一度覚えると自分なりの賭け方を工夫し、それを改良して「自分なりのやり方」で連勝することも多々あるのが、実社会ではしばしば起こることです。負けたときは、システムに改良^{注14}を進める材料にするだけのことですから、まだ本人の必勝法を開発する冒険は続きます。

　そうこうするうちに、大抵の人は連勝モードに入ったりもします。試しにコインをトスして裏か表を記録してみてほしいのですが、表や裏が4〜5回続けて出ることは、思ったより頻繁に起こります。連勝モードも、そんな波の一つと認識できればいいのですが、ギャンブルの渦中にいる本人にとっては、「私はなんと強いのだろう」という、うぬぼれた感覚を持ってしまうものなのです。

　自分のこころの中で「私は強い」とうぬぼれる分には、別に問題ありません。しかし多くの人は、ギャンブルでの勝ちを他人に自慢したりするのです。職場の部下に昼食をごちそうしたりする機会などが利用されるのですが、その昼食代として自慢話を聴かせることになるでしょう。この自慢が、後々（負け始めたとき）自分を苦しめることになります。

　この段階では、ギャンブルに資する軍資金は、自分の小遣いやへそくり程度です。ただし自信の向上と共に、賭け金額は上昇していくものです。

❷ 第二段階：負け続けと賭け金アップ

　連勝モードと同じかそれ以上の確率で、連敗モードも起こり得ます。調子よく勝っていたプレイヤーも、いつしか負けが込むことになるわけです。ここで「ギャンブルとはそんなもんだ」と考

注13：初めてギャンブルに手を出した人が、よく勝つようなイメージで作られた言葉。特に運やツキが初心者に発生するわけではない。

注14：「雨の日は2番手の方が有利だ」などと予測に新たな要素を加える行為。

注15： 客観的勝率が90％の勝負なら、何連勝もできる可能性が高いのはそのとおり。でも10回続けると1回以上負ける確率は65％以上になる。「不運」は主観で思っているより頻繁に起こるものである。

えられる人は3〜4人に1人くらいのものでしょう。

　不運が重なった[注15]、あるいは予想外の事象によって、大きく負けたようなケースを考えてみましょう。おそらく自分の負けが、自分の賭け方（たぶん本人が考える必勝法）によるものではなく、「単にまれな不運の重なりによる」ものと納得するでしょう。つまり、負けた言い訳を用意することで、自分のやり方は悪くないのだという、自分に対する「正当化」を図りがちになるのです。

　実はギャンブルにおける「まれな不運」らしき現象は、表面的に信じている頻度より頻繁に起こります。しかし自分の賭け方を正当化したいがため、「不運さえ重ならなければ勝てるのだ」と示そうとします。こうして負けた分を帳消しにするためにも、かつて自慢した人々へのプライドを保つためにも、賭けの金額を上昇させることになるのです。

　この頃になりますと、少々お金を使いすぎるレベルに入ります。別のことのために貯めていた預金を取り崩したり、友人から借金したりするのは、この第二段階が少し進んだ時点かもしれません。

❸ 第三段階：借金雪だるま

　借金は借金を呼び、どんどん膨らんでいきます。何とか取り返そうとして、賭け方が少々無理ぎみになったりもします。このあたりで、周囲の人々はおそらく、「あの人、何か変だ」と感じ始めていることでしょう。

　この段階では、お金以外に時間の使い方も普通でなくなります。家族や職場にウソをついてでも時間や現金を捻出しようとするわけですが、この「ウソをついた」瞬間からギャンブル等依存症になるのだと認識してください。これは専門家の言でもあります。

　家族と過ごす機会は減り、仲間から誘われても断ることが増えていきます。つまり人間関係が崩れ始めるのですが、本人はもうそんなことに構っていられない心理状態になっているでしょう。

　給与や退職金の前借り、（可能なら）定期預金やローンの取り崩し、大切にしていたものの売却などにより、何とか資金を捻出しようとしますが、それでも足りないケースでは、消費者金融[注16]（サラ金）などの危ない借金を始めるかもしれません。

注16： 治療の門をたたく人の多くは、3〜4カ所以上の消費者金融から借りている。

❹第四段階：破滅への道

　にっちもさっちもいかなくなり、自分の力では、どうしようもない。そんな状態になりますと、誰かに打ちあけ、相談する以外ありません。既婚男性のいくばくかは、妻の実家に頭を下げ、「もう決してやりません」と誓うことで、帳消しにしてもらうことができるかもしれません。それはラッキーな人に限られるでしょう。

　どうしようもなくなった結果、犯罪に手を染める人も少なくありません。主として財産犯（窃盗、横領、詐欺など）ですが、この段階に進んだ者の多くは、妻や家族への暴力行為で告発されるケースもあります。つまり粗暴犯罪もあり得ます。

　ギャンブル等依存症研究者、レシュール（Lesieur, H.R.）とブルーム（Blume, S.B.）（1990）によりますと、この段階に達した者の約20％が自殺に走る（未遂を含む）とのことです。

［参考文献］

・Lesieur, H. R. & Blume, S. B., "Characteristics of pathological gamblers identified among patients on a psychiatric admissions service," *Hospital & Community Psychiatry*, Vol. 41（9）, pp.1009-1012, 1990.

第 3 章

関連法制度の解説

ギャンブル等依存症対策基本法の具体的な取組み

1 ギャンブル等依存症対策基本法を理解するためのポイント

❶ 基本法成立の背景

本節では、「ギャンブル等依存症対策基本法（平成 30 年法律第74 号）」（以下、基本法）施行後の大きな変化と具体的な取組みを学んでいきます。

最初に、基本法の概要を確認しましょう。法案の始まりは、政府が国会に提出した閣法でなく、国会議員が国会に提出した議員立法です。「IR 推進法[注1]」や同時期に議論されていた「IR 実施法案[注2]」の審議において焦点化されたギャンブル等依存症問題に対応すべく、与党と野党から 3 本のギャンブル等依存症対策法案が国会に提出されました。その後に国会審議をへて 2 本にまとめられた法案は、与党を軸とする政党グループが提出した「ギャンブル等依存症対策基本法案」が 2018 年 7 月に可決され、同年10 月より施行されることになりました。

基本法は、全 4 章 36 条と法案への付帯決議 11 項目で構成されています。議員立法であるこの基本法の立ち位置は、36 条と 11項目内に示してある内容の実現を国会が政府に求めるものです。

❷ 基本法の構成

基本法の内容を 10 項目に分けて説明します。

1．目的

ギャンブル等依存症が多重債務や貧困、虐待、自殺、犯罪などの重大な社会問題を生じさせていることを認識。ギャンブル等依存症対策を総合的かつ計画的に推進して、国民が安心して

注 1：IR 推進法の正式名称は、「特定複合観光施設区域の整備の推進に関する法律」という。2016年 12 月公布。

注 2：IR 実施法の正式名称は、「特定複合観光施設区域整備法」という。2018 年 7 月公布。

　暮らすことのできる社会の実現に寄与すること。

2．定義

　ギャンブル等依存症とはギャンブル等にのめり込むことによって社会生活に支障が生じている状態である。

3．基本理念

　ギャンブル等依存症である者とその家族が日常生活と社会生活を円滑に営むことができるように支援すること。

4．アルコール・薬物等に対する依存に関する施策との有機的な連携の配慮

　ギャンブル等依存症対策を講ずるに当たっては、アルコール、薬物等に対する依存に関する施策との有機的な連携が図られるよう、必要な配慮がなされるものとする。

5．責務

　国・地方公共団体・関係事業者・国民・ギャンブル等依存症対策に関連する業務に従事する者の責務を規定。

6．ギャンブル等依存症問題啓発週間

　毎年5月14日〜20日を啓発週間とする。

7．法制上の措置等

　政府に法制上と財務上の措置等を講ずる義務[注3]を課す。

8．ギャンブル等依存症対策推進基本計画等

　政府にギャンブル等依存症対策推進基本計画策定の義務、都道府県に都道府県ギャンブル等依存症対策推進計画策定の努力義務[注4]を課す。計画は各々3年ごとに見直し。

9．基本的施策

　教育の振興等をはじめとする10項目の基本的施策を明記。

10．ギャンブル等依存症対策推進本部

　内閣官房長官を本部長とするギャンブル等依存症対策推進本部（以下、推進本部）を設置。ギャンブル等依存症対策推進関係者会議を推進本部内に設置。基本計画の策定時には関係者会議から意見を聞かなければならない。

　基本法のポイントは、国・地方公共団体・ギャンブル等事業者・国民・医療福祉従事者らに依存症対策の責任があることを明確に

注3：別の政令や省令でギャンブル等依存症対策を明確にする義務となる。また毎年の国家予算にも対策費用を計上する必要がある。

注4：強制ではないがないが、都道府県は計画を自主的に作成することを求められる。

して、各自の具体的な取組み内容を定め、これを確実に実施できるようにすることです。そのために、3年ごとに取組みの達成度を評価するとともに、新たな計画を策定することによってギャンブル等依存症の予防・回復支援をもれなく実施していこうとするものです。基本法の概念をまとめると**図3-1**のようになります。

基本法の成立により、過度なギャンブル行為を原因とする借金返済など日常生活に問題を抱えている人が、公営競技場やパチンコ店の係員に相談すると、円滑にギャンブル等依存症専門の相談拠点[注5]へと導いてくれる体制が整うようになりました。

注5：都道府県・政令市が設置している精神保健福祉センターや、自治体が運営している保健所などがある。例外的に民間組織も関わることがある。

2 ギャンブル等依存症対策の責務

国 の 責 務

ここでは、誰がどのような責務を持ち、何をしなければならないのかという視点から基本法を理解していきましょう。特に、ギャ

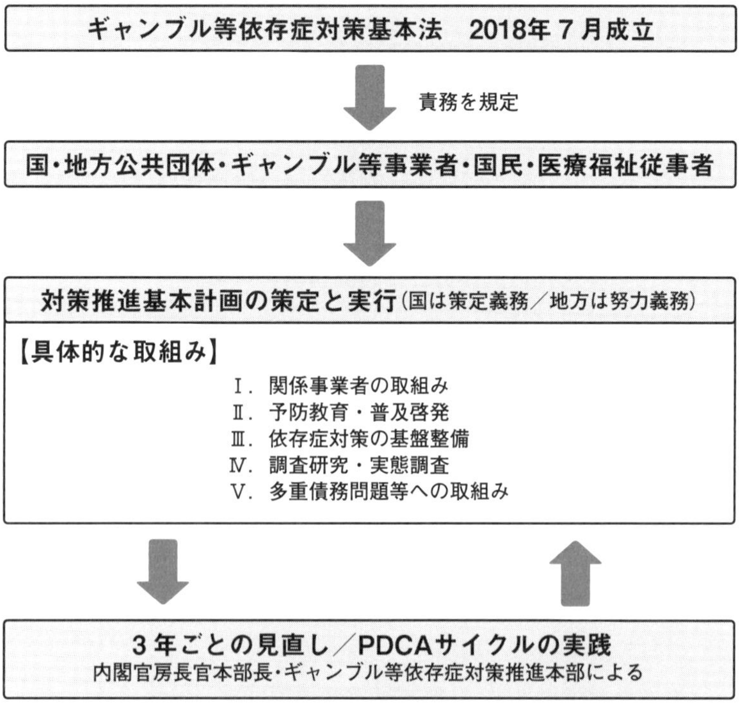

ギャンブル等依存症対策基本法　2018年7月成立

責務を規定

国・地方公共団体・ギャンブル等事業者・国民・医療福祉従事者

対策推進基本計画の策定と実行（国は策定義務／地方は努力義務）

【具体的な取組み】
　Ⅰ．関係事業者の取組み
　Ⅱ．予防教育・普及啓発
　Ⅲ．依存症対策の基盤整備
　Ⅳ．調査研究・実態調査
　Ⅴ．多重債務問題等への取組み

3年ごとの見直し／PDCAサイクルの実践
内閣官房長官本部長・ギャンブル等依存症対策推進本部による

図3-1　ギャンブル等依存症対策基本法の概要図

ンブル事業者がどのような取組みをしているのかに焦点をあてることにします。

　まず、私たち国民の責務とは、「ギャンブル等依存症問題の関心と理解を深めて予防等に努めなければならない」ことだとされています。

　次にギャンブル等依存症対策に関連する従事者とは、医療・保健・福祉・教育・法務・矯正などに関連する者を指し、国と地方公共団体の対策に協力しつつ、予防等と回復に寄与するよう努める責務があるとされています。

　国と地方公共団体は、以下の基本的施策について取り組むことが求められています。具体的には①教育の振興等、②ギャンブル等依存症の予防等に資する事業の実施、③医療提供体制の整備、④相談支援等、⑤社会復帰の支援、⑥民間団体の活動に対する支援、⑦連携協力体制の整備、⑧人材の確保等、⑨調査研究の推進等、⑩実態調査（3年ごと）、の10項目です。

　推進本部は、円滑に計画が実施されるようにするために、各省庁間や地方公共団体との総合調整にあたります。内閣官房長官が本部長[注6]、関連省庁の大臣らが副本部長・本部員を務めることによって、対策の要役を果たせる組織構成となっているのです。

注6：内閣官房長が本部長をつとめているということは、国が重大課題として取り組む姿勢のあらわれである。

③ ギャンブル等関係事業者の責務と取組み

　基本法の中に具体的な取組み[注7]内容は示されていませんが、その後に策定された国の基本計画において、公営競技とパチンコ事業者による具体的な取組み内容が明記されています。

❶ 公営競技における取組み

　基本計画では、4分類11項目の具体的施策が各公営競技団体に求められています。各団体は、各項において現状と課題を自己分析し、具体的対策を提示することになります。基本計画策定の3年後には、目標の達成状況や具体的な取組み実績が、推進本部によって評価のうえ発表されます。11項目の具体的な取組みは以下の通りです（令和4年基本計画参照）。

注7：基本法の趣旨は、法が政府に対して具体的な取組みをまとめて実行せよという内容のためである。

（1）広告・宣伝のあり方

1．全国的な指針の策定による広告・宣伝の抑制

　　公営競技では、統一された指針を策定して公表しています。まず①射幸心をあおるような広告を自粛しました。次に②レース会場におけるポスターやパンフレット、テレビ、新聞、雑誌広告、インターネットを通じて依存症への注意喚起とともに普及啓発活動を実施しています。

2．普及啓発の推進

　　「無理のない資金で、余裕を持ってお楽しみください（モーターボート競走）」「馬券は20歳になってから、ほどよく楽しむ大人の遊び（競馬）」などの標語が使われています。

（2）アクセス制限等

3．本人・家族申告によるアクセス制限の強化および個人認証システムの検討

　　本人・家族申告による競技場・場外券売場への入場制限とインターネット投票の制限を実施しています。

4．競技場と場外での券購入における20歳未満の者の購入禁止

　　警備員の配置による20歳未満の投票券購入防止を徹底しています。

5．購入限度額設定システムの早期導入によるインターネット投票におけるアクセス制限の強化

　　インターネット投票における購入限度額設定システムも導入されています。また、注意喚起の手法として購入額が把握できるシステムも導入されています。

6．競技場と場外券売場のATMの撤去

　　競技場と場外券売場内にあるATMは順次撤去されています。

（3）相談・治療につなげる取組み

7．自助グループをはじめとする民間団体等に対する経済的支援

　　民間団体への補助事業も開始されています。

8．相談体制の強化

　　電話およびインターネットでの相談窓口として「公営競技ギャンブル依存症カウンセリングセンター」と24時間受付

の「ギャンブル依存症予防回復支援センター」が開設されて
います。

9．セルフチェックツールの開発等によるギャンブル等依存症の
早期発見・早期介入[注8]

　　予防対策と早期発見を目的として、一人で測定できるギャ
ンブル等依存症のセルフチェックツールを開発してインター
ネット等で公開しています。

（4）依存症対策の体制整備

10．従業員教育の推進、ギャンブル等依存症対策責任者[注9]の新
設等による体制強化

　　各公営競技においてギャンブル等依存症対策責任者が設置
されるとともに、各競技場や場外券売場でも担当者が選任さ
れています。

11．「ギャンブル等依存症対策実施規程」の制定

　　公営競技関係者へのギャンブル等依存症に関する研修が定
期的に実施されています。

❷ぱちんこ事業者による取組み

　ぱちんこ事業者には、5分類14項目の取組みが求められてい
ます。

（1）広告・宣伝のあり方

1．全国的な指針の策定による広告・宣伝の抑制

　　全国指針を策定して共通標語「パチンコ・パチスロは適度
に楽しむ遊びです。のめり込みに注意しましょう」をポスター
に明記して店内に掲示しています。

2．普及啓発の推進

　　啓発資料を顧客に配布して啓発に努めています。依存問題
対応マニュアルも策定しています。

（2）アクセス制限等

3．自己申告プログラムの周知徹底、本人同意のない家族申告に
よる入店制限の導入等

　　自己申告プログラムに加えて家族申告プログラムも導入
し、申告可能な店舗数を増やす努力をしています。

4．入店した客に対する身分証明書による年齢確認の実施

注8：初期の段階でギャンブルののめり込みに気がつくことが、重症化を防ぐ。

注9：各組織および各競技場に責任者が定められている。

第1部　ギャンブル等依存症対策入門

81

年齢確認を徹底しています。

（３）施設内の取組み

5．ぱちんこ営業所のATM等の撤去等

　　ATMとデビットカードシステムの撤去に取り組んでいます。

6．出玉規制[注10]を強化した遊技機の普及、出玉情報等を容易に確認できる遊技機の開発・導入

　　出玉情報等を容易に確認できる遊技機の導入を検討しています。

注10：4時間プレーして最高で入金額の1.5倍（5万円程度）しか勝てないようにするなどの規制。警察庁が規制当局の役割を果たしている。

（４）相談・治療につなげる取組み

7．自助グループをはじめとする民間団体等に対する経済的支援

　　民間団体への支援も実施しています。

8．ぱちんこへの依存問題に詳しい専門医等の紹介

　　依存症専門医療機関等の情報をまとめたリーフレットの活用をしています。

9．リカバリーサポート・ネットワークの相談体制の強化および機能拡充のための支援

　　相談機関である「リカバリーサポート・ネットワーク[注11]」を支援しています。

注11：沖縄県に本部をおく依存症電話相談センター。認定特定非営利活動法人として、パチンコ・パチスロ産業21世紀会や会員からの会費や寄付金により運営されている。

（５）依存症対策の体制整備

10．「安心パチンコ・パチスロアドバイザー」による依存防止対策の強化

　　従業員が講習を受けて「安心パチンコ・パチスロアドバイザー」となる制度を強化しています[注12]。

11．ぱちんこへの依存防止対策に係る実施規制の制定

　　専門知識を吸収して適切な行動がとれるように活動の手引きを充実すべく取り組んでいます。

12．業界の取組みについて評価・提言を行う第三者機関の設置

13．第三者機関（一般社団法人遊技産業健全化推進機構）による依存防止対策の立入検査

　　第三者機関を設立して業界への評価と提言を受け、さらなる対策強化に取り組んでいます。

14．ぱちんこ営業所の管理者の業務に関する運用状況の確認と改

注12：なお、ギャンブル等依存症に関する基礎的な研修については、パチンコ店で働く従業員全員が受講していることになっている。

善

④ 基本計画におけるその他の主な具体的施策

❶ 予防教育・普及啓発

　関連省庁は、ポスターやインターネット広告、シンポジウム、イベント、啓発講習などを通じて積極的に啓発活動に取り組んでいます。あわせて相談窓口についての周知徹底に努めています。文部科学省は、高校の学習指導要領解説にてギャンブル等依存症を取り上げるようにし、金融庁では金融経済教育に関するガイドブックにてギャンブル等依存症について説明するようになりました。

❷ 依存症対策の基盤整備・さまざまな支援

（1）各地域の包括的な連携協力体制の構築と
　　　その支援

　都道府県を通じて地域の精神保健福祉センター等が関係団体との連携会議を開催できるように依頼および支援します。

（2）都道府県ギャンブル等依存症対策推進計画の
　　　策定促進

　全ての都道府県で推進計画が策定されるように関係省庁が支援します。すでに策定されている都道府県については、3年ごとの見直しについて支援します。

（3）相談支援・治療支援

・都道府県と政令指定都市が実施する相談体制を充実させるために財政支援と研修を提供します。

・自助グループなどの民間団体を支援することによって家族に対する相談と回復支援の体制を強化します。

・福祉関連従事者にギャンブル等依存症の知識と対応方法を周知することにより早期発見と早期介入につなげるようにします。

・消費生活相談員への研修を強化してギャンブル等依存症者からの相談に的確に対応できるようにします。

・多重債務相談窓口[注13]に対してマニュアル周知を徹底してギャンブル等依存症相談拠点との連携を強化します。

注13：ギャンブル等依存症は大きな額の借金を負うケースが多い。多重債務の相談時に依存症を疑うことができる見識が求められている。

・ギャンブル等依存症を理解した司法書士を養成して多重債務相談から介入へとつなげられるようにします。

・全都道府県・政令指定都市において依存症専門医療機関および依存症治療拠点機関を早期に整備できるように取り組みます。

（4）民間団体支援

　自助グループをはじめとする民間団体が行うミーティング、普及啓発、相談等の活動をさらに支援していきます。

（5）社会復帰支援

・ギャンブル等依存症者が円滑な社会復帰を目指せるようにするために、ハローワークの担当職員等の就労支援に関わる者に対して、ギャンブル等依存症に関する知識と対応方法の周知を実施します。

・ギャンブル等依存症問題を有する生活困窮者に対し適切な支援を行うことができる支援員を養成するようにします。

・ギャンブル等依存症問題を有する受刑者への効果的な指導・支援ができる体制を整えるようにします。

（6）人材の確保

・ギャンブル等依存症の初期対応を行える医師[注14]を養成するための医師臨床研修を実施します。

・ギャンブル等依存症を明記した医学教育モデル・コア・カリキュラムの内容を周知するようにしています。

・国家試験の出題基準や養成課程を利用してギャンブル等依存症を理解する保健師、助産師、看護師、社会福祉士、精神保健福祉士、公認心理師および作業療法士を養成するようにします。

・ギャンブル等依存症が疑われる生活保護受給者に対し適切な支援が行われるよう、生活保護担当ケースワーカーに対し研修を実施していきます。

・刑事施設職員と更生保護官署職員にも、受刑者と刑務所出所者に適切な指導と支援ができるようにするための研修を実施します。

❸調査研究・実態調査

・依存症に係る相談、治療および回復の実態やギャンブル等依存症の疑われる者の状況について、精神保健医療の領域における

注14：これまで、病気として認識されていない期間が長かったので、医師でさえも見落としてしまう可能性があった。

調査を実施します。

・ギャンブル等依存症が児童虐待に及ぼす影響等を調査検討します。

・ギャンブル等依存症の疑いのある受刑者の概数などの調査やスクリーニング方法の調査研究を実施します。

❹ **多重債務問題等への取組み**

・SNSやインターネット広告を駆使して貸付自粛制度の効果的な周知を実施します。

・対応マニュアルを周知することによって民間金融機関と相談拠点との連携を強化します。

・オンラインカジノ[注15]も含めて違法ギャンブルの取締りを強化します。

注15：今後は、オンラインによるギャンブルが主流になると考えられる。そのためにも違法オンラインカジノの取締り強化が求められている。

5 まとめ

　ギャンブル等依存症対策基本法と基本計画の具体的取組みを学んできました。ギャンブル等依存症を発症させず、すでに依存症に苦しんでいる人に回復の機会を円滑に与えることを目的とした基本法は、社会全体に役割を求めています。特に、政府・地方公共団体・公営競技団体・パチンコ事業者・国民・医療福祉関係従事者に求められている責務を理解して、私たち一人ひとりがギャンブル等依存症対策を担う一員であることを自覚しましょう。

日本のギャンブルに関する法令

「カジノや競馬は、なぜ賭博罪にあたらないのですか」と聞かれたら、あなたはどう答えるでしょうか。

「そんなのあたりまえ、合法化されたからだ」というのは一つの答え。この答えはある程度、納得できる説明になっています。しかしながら、ギャンブルに関連した施設の現場で働く立場の人間ならば、プレイヤー（客）から質問があったときに備えて、もう少し詳しく（専門的に）知っておく必要があるでしょう。たとえ現場で働いていなくとも、正しい知見は持っていてほしいものです。ということで、ギャンブルと法令に関する節をスタートします。

① 賭博罪

刑法典の第23章「賭博及び富くじに関する罪」（刑法第185条～第187条）に規定されているのが、一般に「賭博」と呼ばれる行為に関する条文です。刑法第187条で規定された「富くじ」、つまり宝くじやtoto（スポーツ振興くじ）も、立派なギャンブルの一種ですから、これらも広い意味での賭博罪に含めて考えることにしましょう。まずは、それらの条文から見てみます。なお、法律の条文は漢数字で示されていることが多いのですが、見やすくするためあえて算用数字で表記しています。

これらの条文から判断しますと、（どんな解釈をしようと）カジノや競馬場で行われているゲームが「賭博行為」であるのは、疑問の余地がありません。従ってカジノゲーム各種や、公営賭博で行われている行為は、「これら条文が禁止する行為」に合致しています。まずこれは、しっかり覚えておいてください。

条文には違反するのに、合法ってどういうこと？ 刑法の条文に関する解説は後回しとしまして、まずは「条文に違反するのに合法」とされる理由を解説することにしましょう。

●刑法（抄）（明治 40 年法律第 45 号）

    第 2 編　罪

    第 23 章　賭博及び富くじに関する罪

（賭博）注1

第 185 条　賭博をした者は、50 万円以下の罰金又は科料に処する。ただし、一時の娯楽に供する物を賭けたにとどまるときは、この限りでない。

（常習賭博及び賭博場開張等図利）

第 186 条　常習として賭博をした者は、3 年以下の懲役に処する。

2　賭博場を開張し、又は博徒を結合して利益を図った者は、3 月以上 5 年以下の懲役に処する。

（富くじ発売等）

第 187 条　富くじを発売した者は、2 年以下の懲役又は 150 万円以下の罰金に処する。

2　富くじ発売の取次ぎをした者は、1 年以下の懲役又は 100 万円以下の罰金に処する。

3　前 2 項に規定するもののほか、富くじを授受した者は、20 万円以下の罰金又は科料に処する。

注1：第 185 条の賭博罪は、他と区別するために「単純賭博」と呼ばれている。

2　犯罪成立要件

❶ 罪刑法定主義

　刑法典の話をする前に、その上位規定である憲法の話をしておきます。憲法は日本の法律の最上位に位置していますので、日本に存在する全ての法律や規定は、憲法と矛盾があってはならないとされます。矛盾のある法や規定は、変更されるか廃止されなくてはならないのです。

　刑法典の基本哲学をうたった憲法の規定が、第 31 条です。この条文には 2 つの重要な哲学・精神が記されています。その 2 つは、「罪刑法定主義」と「適正手続の保障（デュー・プロセス・オブ・ロー）」と呼ばれています。

> ●日本国憲法（抄）（昭和21年憲法）
>
> **第3章　国民の権利及び義務**
>
> **第31条**　何人も、法律の定める手続によらなければ、その生命若しくは自由を奪はれ、又はその他の刑罰を科せられない。

これをわかりやすく言えば、国によって強制的に個人の不利益となる状況（刑罰）を与える場合、その行為類型がきちんと記述・定義されて予告されていなくてはならず、かつ刑罰の範囲も示されていなければならない（罪刑法定主義）、というのが1点目。そして有罪を決定し、刑罰を科すための裁判なども、厳格に決められた方法を逸脱してはならないこと（適正手続の保障：主として刑事訴訟法[注2]に記載されている）を2点目として規定しているものです。

逆に言えば、禁止された行為をしても、与えられる刑罰は決められた範囲に留まるということでもあります。これは法治国家における哲学・精神として、権力者の恣意的な思惑で人権を制限することなど、あってはならないし、できてもいけないという思想が根本にあるからなのです。

憲法では第31条以外に、第32条～第40条、および第18条も被疑者の人権を守るためのものとなっています。

刑罰を科すための刑法の条文は、手続き的な総則を含めても第264条までしかありません。その理由は、およそ国が罰則付きで禁止する行為類型は、最小限不可欠なものに留めるべきだとする考えによります。基本的人権としての自由な行動は、でき得る限り守られなければならないとするわけです。従って本節で話題としている賭博も、憲法下で「自由制限されるべきと決められるほど悪しき行為」と考えられていることになります。

さて賭博罪の規定も含めて、刑法で定義（禁止）する行為を行ったとしましょう。そんな時でも犯罪として成立するには、まだまだハードルがあるのです。

❷ 犯罪成立の3つの要件

ある行為が刑法に違反し、裁判などで犯罪と決定される（有罪

となる）には、次の3要件を「3つとも」満たしていなくてはなりません。これを「犯罪成立3要件」と呼びます。

犯罪成立3要件

1. **構成要件該当性**…刑法が予定（禁止）する行為類型に当てはまる。つまり「条文でやってはいけないとされる行為をした」こと。

2. **違法性**　　　…違法性を否定する事由（後で説明します）がないこと。つまり行為者を非難できる状況下で行為がなされたこと。

3. **有責性**　　　…行為者が、責任能力ある状況であったこと。つまり、心神喪失だったり、一定年齢以下だったりしていないこと。

（1）構成要件該当性

特に本節において重要と考えられる「違法性」については、詳しく解説が必要ですが、それも含めてこの3要件を少し詳しく説明しておきましょう。

「構成要件」とは、犯罪と考えられる行為類型の記述です。窃盗罪[注3]なら他人の財物を盗む行為、殺人罪なら人を殺す行為が禁止された行為となります。具体的な事例が、犯罪になるかならないかはまだ決定できないにせよ、少なくともその盗みや殺人が「構成要件に該当する」ことは決定できます。つまり構成要件該当性を満たす行為だということです。賭博罪の条文で「やってはいけません」と禁止されている行為は「賭博行為」ですから、その定義はさておき、ギャンブルをすると、これらの条文いずれかの構成要件に該当することになります。

これが犯罪成立のための第一条件たる「構成要件該当性」ですが、逆に言えば、「明文で禁止されていない行為は犯罪にならない[注4]」とも言えます。これは先ほども述べましたが、国家が罰則（刑罰や他のペナルティ）をもって禁止すべき行為は、不可欠で最小限に限られるという法哲学があるからなのです。この法哲学に関しては、本節の後半でもう一度解説します。

注3：万引きは窃盗罪だが、自転車盗は専有離脱物横領で立件されることが多い。

注4：時代とともに解釈が変化することはある。例えば公然わいせつ罪の定義はかなり変化している。

（2）違法性

例えば、医師がナイフ（メス）で体を切り開く手術を行うと考えてみてください。その行為自体は、（構成要件上は）傷害罪に当たるでしょう。しかしそれは医療上の観点からやむを得ない行為で、誰からも非難されるような行為ではありません。このように職業上の必要性によってなされる行為や、法令で定められた行為は、「違法性を阻却する（なくすこと）事情」―専門的に「違法性阻却事由」と呼びます―が存在する行為として、犯罪が成立しなくなるのです。違法性阻却事由に関する条文は、刑法第35条から第37条にあります。

＜違法性阻却事由に関する条文＞

◉刑法（抄）（明治40年法律第45号）

　第1編　総則

　　第7章　犯罪の不成立及び刑の減免

（正当行為）

第35条　法令又は正当な業務による行為は、罰しない。

（正当防衛）

第36条　急迫不正の侵害に対して、自己又は他人の権利を防衛するため、やむを得ずにした行為は、罰しない。

2　防衛の程度を超えた行為[注5]は、情状により、その刑を減軽し、又は免除することができる。

（緊急避難）

第37条　自己又は他人の生命、身体、自由又は財産に対する現在の危難を避けるため、やむを得ずにした行為は、これによって生じた害が避けようとした害の程度を超えなかった場合に限り、罰しない。ただし、その程度を超えた行為[注6]は、情状により、その刑を減軽し、又は免除することができる。

2　前項の規定は、業務上特別の義務がある者には、適用しない。

注5：「過剰防衛」と呼ばれている。

注6：「過剰避難」と呼ばれている。

もうおわかりのことと思いますが、カジノゲーミングや競馬などは、法令に定められた正当行為（刑法第35条）として、違法性が阻却されます。カジノゲーミングはいわゆる「IR関連2法（第

3章第1節参照）」で、競馬は「競馬法（昭和23年法律第158号）」で、営業形態が定められ、それを守る範囲において、犯罪を成立させることはないのです。

　例えば、警官が挙銃を使用する、死刑執行人が執行のボタンを押す、自衛隊機が侵入機に反撃してミサイルを発射する、消防士が消火活動として窓を壊す…etc.。正当行為による違法性阻却の例はいくらでもありますが、いずれも特定の法律でそうした行為が許される条件を規定しているからこそ、違法性がなくなるのです。ちなみにボクシングなど、スポーツでの反復的行為[注7]もこの範疇に入ります。「正当行為」以外に「正当防衛」と「緊急避難」も違法性阻却事由の一種ですが、ここではスペースの関係で説明は省きます。興味のある人は、刑法関連の参考書を調べてみてください。

　カジノゲーミングの他には、競馬（中央競馬／地方競馬）、競輪、モーターボート競走、オートレース、宝くじ、スポーツ振興くじ（toto）は、（本来は賭博行為であるにもかかわらず）法律に基づく営業が許された正当行為ですから、違法性阻却の法理により犯罪とはならないわけです。

（3）有責性

　違法性阻却事由のない状況において、構成要件に該当する行為を行ったとしても、まだ犯罪を成立させるわけではありません。3番目の要件である「有責性」が、証明されなくてはならないからです。

　有責性とは、わかりやすく言えば「その行為を行った本人が、善悪の判断をできたか否か」という概念です。条文としましては、刑法第38条、刑法第39条、刑法第41条に規定されています。なお、刑法第40条は、現在は削除されて存在しません。

　刑法第39条第1項は「心神喪失者の行為は、罰しない」、同条第2項は「心神耗弱者の行為は、その刑を減刑する」という文言です。第1項の心神喪失者とは、善悪の判断が全くできない者、第2項の心神耗弱者とは、ある程度までは判断できたとしても、一般人より判断力が劣っているとされた者を指します。よく弁護側の抗弁として登場しますから、ご存じの方もいるでしょう。

注7：ラグビーで悪質なタックルをしたケースなども、わざとケガをさせる故意が証明されなければ、犯罪にはならない。

刑法第41条により、14歳未満の者はそもそも犯罪行為を犯すことができません。仮に年齢の満たない者が人を殺したとしますと、それは逸脱行動や虞犯行為であっても、犯罪とは定義されることはないのです。ちなみに少年院や更生保護施設への収容は、新たな条件付けのための教育と位置付けられ、刑罰ではありません。

❸ ギャンブルの法律

　ここまでの解説でおわかりかと思いますが、公営競技や宝くじなどのように、法律で許されたギャンブルは、違法性が阻却されるため犯罪とはなりません。中央競馬を例としてその法理をまとめると、図3-2のようになります。

❹ 法律と監督省庁

　「特定複合観光施設区域の整備の推進に関する法律（平成28年法律第115号）」（以下、IR推進法）と「特定複合観光施設区域整備法（平成30年法律第80号）」（以下、IR実施法）により、カジノゲーミング／ギャンブルもやってよいことになりました。これで都合7つの種目が、行為類型としては賭博行為であっても、法律による正当行為として罪に問われることはなくなりました。

　表3-1の7つの種目を見ていただきましょう。

　ここにないギャンブル的行為、例えばパチンコや麻雀荘の営業については、後半で述べることにします。

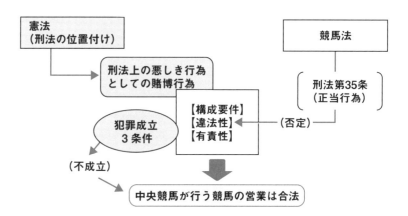

図 3-2　競馬が犯罪とならない理由

表 3-1　ギャンブル関連法律と監督省庁

	法律	施行年	元監督省庁	現在の監督省庁
Ⅰ．競馬	競馬法	昭和23年	農林水産省	農林水産省
Ⅱ．モーターボート競走	モーターボート競走法	昭和26年	運輸省	国土交通省
Ⅲ．競輪	自転車競技法	昭和23年	通商産業省	経済産業省
Ⅳ．オートレース	小型自動車競走法	昭和25年	通商産業省	経済産業省
Ⅴ．宝くじ	当せん金付証票法	昭和23年	自治省	総務省
Ⅵ．スポーツ振興くじ	スポーツ振興投票法	平成10年	文部省	文部科学省
Ⅶ．カジノ	IR 推進法・IR 実施法	平成28年・平成30年	国土交通省	国土交通省

3　賭博に関する法律に関する付記

　先ほど、刑法第185条から第187条までの条文をご覧いただきましたが、これらについて知っておいてほしい（知っておくべき）点を少し補足しておきましょう。顧客との対応の中で、よく聞かれるかもしれないものを中心に説明します。

　各条文に移る前に、「賭博」の意味に触れておきます（詳しくは、第1章第1節参照）。これら条文が予定しているギャンブル行為は、「偶然」で勝敗が決まることが要件です。実力に差があろうと、偶然が介在しなくては賭博とはいいません。例えば囲碁や将棋のプロを相手にするように、たとえ絶対勝てない相手であろうと、お金を賭けると賭博とみなされます。わずかでも偶然が介入する余地があるからです。

　結果が偶然に左右されず、一方が100％勝つようなケースは、賭博行為ではありません。もし財物が賭けられたとすれば、それは詐欺罪の構成要件に該当するものと思われます。

❶ 賭博（単純賭博罪）

　刑法第185条の「単純賭博罪[注8]」は、公営競技のように法で許されたギャンブル以外のギャンブルを、一般人が行ったときの規定です。個人と個人が、何かを賭けて勝負をするケースがほとんどですから、公権力（国や地方自治体）はあまり介入することはありません。

注8：正式には「賭博」罪だが、他の罪と区別するため単純という語をつけるのが恒例である。

（1）憲法第29条との関係

　実際、個人間の賭けを罰則つきで禁止することは、少なくとも先進国のほとんどでは例を見ません。日本の法体系においても、刑法の上位規定である憲法第13条には、「幸福追求権」は基本的人権であることが書かれ、加えて第29条には、個人の所有する財産や現金はどのような目的に使われようと、個人の自由であることが謳われています。札を燃やしたり、コインを変造したりすることは、法で禁じられていますが、自分の財産で、身分不相応なレストランで消費しようが、霊験あらたかな壺を買おうが、それが本人の求めるものであるなら人権の自由の範疇というわけです。むろん公営ギャンブルなどで散財するのも勝手です。

　競馬やカジノでどれほど散財しようと自由であるのに、個人間で（例えば麻雀をして）現金が賭けられると違法だという事実に対し、多くの人は少々奇異な感覚を持つでしょう。将来において、単純賭博罪の憲法との整合性や、他の許されたギャンブル行為とのバランスは、問題として浮上する可能性はありますが、現時点ではやはり違法行為です。

（2）一時の娯楽に供する物

　単純賭博罪が設けられたのは、100年以上前の明治期ですが、その頃から個人間の賭け事に対し、本当に「公権力が罰則をもって介入する必要があるのか」という議論はありました。刑法第185条の後段部に、「ただし、一時の娯楽に供する物を賭けたにとどまるときは、この限りでない」という文言がありますが、これは「個人間における些細な賭けには、公権力は介入しません」という宣言でもあるわけです。何をもって些細とするかは、「ギャンブルとは何か（第1章第1節）」に記載していますので、参照してください。

❷ 常習賭博及び賭博場開張等図利

　賭博行為に公権力が介入する本来の目的は、「組織的な集団による一般人からの搾取」を防ぐことです。刑法第186条の条文がそれで、伝統的な賭場を摘発するために作られました。いわゆる賭博場なるものは、今ではあまり見かけないようですが、かつては組織犯罪グループによる経営で、いろいろなところに点在して

いました。

　どのくらいの頻度でギャンブルをすれば「常習」とみなされるのでしょうか。参考になる事例が少ないため、決定的なことは言えませんが、判例では年26回、つまり2週間に1回のギャンブルを行う定例会合は、常習と判断されています。

❸ 富くじ発売等

　富くじなど誰が発行するのか、と考えるのももっともな話で、ここ何十年にわたって、本来の意味での富くじ罪で起訴された者はいません。ただし海外の宝くじを日本に紹介するケースなどは、刑法第187条第2項で規定する「取次ぎ行為」になります。「日本で海外の宝くじを買っても、違法ではありません」などとうたっているダイレクト・メールや宣伝などもよく見かけますが、むろん売るのも買うのも違法です。百歩譲って、買った人は無罪放免になり得ますが、売ったり取り次いだりする側は完全に違法です。

　競馬のように、売上げから一定割合を天引きするシステムは、主催者側にリスクはありませんから、富くじに類似したものとみなされた判例もありました。しかし民間で違法に馬券を引き受ける行為（ノミ行為）は、判例では触れていませんが、負けるリスク[注9]もありますから、刑法第186条違反に問うのが正しい法解釈と考えられます。

注9：負けるリスクをなくすため、一定の比重を越えて申し込みのあった馬券を、実際に買っておくこともある。

④ パチンコの法理

　ここまでの解説においては、「パチンコ（法律上はひらがなで「ぱちんこ」）」や「パチスロ」は含まれておりません。特にパチスロは、海外のカジノのスロットマシンに酷似しており、基本的に同じものと考えて差し支えないでしょう。ギャンブルアイテムの大きな分類において、それらが「EGM（エレクトロニック・ゲーミング・マシン）」に含まれることは、大多数の研究者間では同意されています。もしパチンコ・パチスロがEGMと考えるなら、実は世界中のマシンゲームの半分以上が日本に存在することになります。

❶ 違法性阻却ではない

日本の法律上、パチンコ・パチスロは賭博行為ではなく、風俗営業規制及び業務の適正化に関する法律（昭和23年法律第122号）（以下、風適法）による、単なる「遊技（射幸性を刺激するおそれのある遊技）」に位置付けられています[注10]。従って、競馬やカジノゲーミングのように、刑法第35条による正当行為とは認められません。風適法は、パチンコ・パチスロの営業を許可・指導する法律ではありますが、あくまで遊技の範囲内の話ですから、そもそも正当行為による違法性阻却の根拠にはなり得ないのです。

しかしながら、パチンコ・パチスロで勝てば現金が儲かり、負けると失うことは、プレイヤーの誰もが認識していることでありましょう。パチンコ・パチスロはギャンブルが求める要件をすべて満たしており、ギャンブルと考えて差し支えないといえます。実際、日本人が最もお金を使っているギャンブル（らしき）種目は、パチンコ・パチスロですし、いわゆるギャンブル等依存症を生み出す元凶ともなっているのは、まぎれもない事実です。

パチンコ・パチスロで、玉やコインを大量に獲得したとすれば、「それを現金に換えることができる」と、ほとんどの人は考えています。しかし、定義上は直接現金に換えられるわけではありません。玉やコインを何か別のモノ、例えば文鎮やライター石に換え、さらにそれを外にある小さな窓口で、現金に換えているはずです。これらの現金とほぼ同価の賞品は、「特殊景品[注11]」と呼ばれています。

なぜ店の外なのかといいますと、店内で換金できるなら、それは通常のカジノなどと同じだからです。カジノチップの代わりに、（例えば）文鎮が使われていると考えるとわかりやすいかと思います。換金の窓口は、パチンコ・パチスロ店とは関係のない独立した別の店舗という位置付けでなければならないからです。

パチンコ・パチスロは、風適法で規定された業務形態の一つだと述べました。この第23条では、パチンコ・パチスロ店が行ってはならない行為として、「現金又は有価証券を賞品として提供すること」、および「客に提供した賞品を買い取ること」などを

注10：風適法に「ぱちんこ屋」が加えられたのは昭和29年（1954年）5月である。

注11：特殊景品は1万円と1000円のものがある。他の価値はあまりない。

定めています。従いまして店の中はもちろんのこと、たとえ店の外とはいえ、パチンコ店やパチンコ店を経営する母体が特殊景品を買い戻すことはできません。そこで採用されたのが、俗に三店方式と呼ばれる換金システムです。1964 年に大阪で始まったことから、「大阪方式（大阪システム）^{注 12}」とも呼ばれています。

注 12：大阪システムは最初、戦争による寡婦を経済的に助けるための目的で作られた。

（1）三店方式

　パチンコでもパチスロでも同じような方法ですから、とりあえずあなたがパチンコ店で玉を何千発も出して、それを店内の窓口で、特殊景品に換えたものとして話を進めます。玉は文鎮 2 個とライター石 5 個になったとします。文鎮が 1 個 1 万円、ライター石が 1 個 1000 円で、都合 2 万 5000 円の価値があることがその店のきまりです。

　あなたは特殊景品を外にある小さな窓口（たぶん手しか見えません）に持って行きますと、そこで特殊景品を 2 万 5,000 円で買い取ってくれました。この窓口は実は古物商の免許を持っておりまして、文鎮やライター石の価値を認めて購入してくれるのです。値段の交渉はありません。消費税は内税として、すでに上乗せされているという名目になっています。

　この小さな窓口の古物商は、買い取った特殊景品を別の仲介店に売ります。この別の仲介店も、パチンコ店とは独立した店です。独立であることが重要な点です。この仲介店は、特殊景品をまとめてパチンコ店に売る「一種の卸問屋」のようなものと考えてください。

　こうして特殊景品は、「パチンコ店→古物商→卸問屋→パチンコ店」という方向に三店の間を巡回し、その都度代金（もしくはパチンコ玉）が逆に動きますので三店方式と呼ぶのです。

　卸問屋を仲介店として介入させることで、景品を直接買い戻してはならないという、風適法上の条件がクリアできますから、違法ではないとする理屈です。少々苦しい理屈に聞こえますが、とりあえず違法ではないと理解されているようです。

　三店方式を図示すると、**図 3-3** のようになるでしょう。

（2）景品の上限

　現在、パチンコ店で玉と交換できる景品の価格は、風適法施行

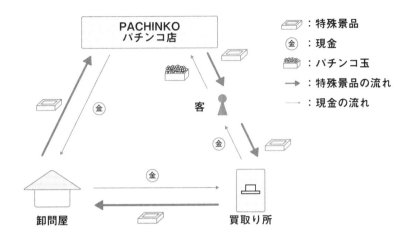

図3-3　パチンコ店換金のための三店方式

注13：正確には「9600円に当該消費税等相当額を加えた金額を超えないこと」とされている。警察庁は、遊技機の認定及び型式の検定等に関する規則（昭和60年国家公安委員会規則第4号）の大当りの出玉数である2400玉に1玉4円をかけたものを9600円の根拠としている。

規則第36条第3項によりまして、1点につき約1万円以下[注13]と決められています。1万円の価値のある物なら、刑法第185条でいうところの「一時の娯楽に供する物」の範囲だとする解釈によりますが、それが10個、20個とあって、20万円ほどの現金が手に入るとしても、一時の娯楽に供する物とみなされるのです。

　景品が特殊なモノであろうと、何個あろうと、刑法の構成要件に該当しないという主張ですので、犯罪成立の要件を欠き、パチンコは賭博罪にならないという理論構成です。

　2011年には、古物営業法（昭和24年法律第108号）の改正がなされ、いくつかの例外的物品を除き1点1万円以下の物を買い取ったケースは、ファイリングや報告をする義務がなくなりました。買取り窓口による1万円の買取りは、現在は消費税（内税）を含んでいますので、問題にはなりません。

（3）麻雀店など

　風適法でその営業が定められている遊技は、他に「麻雀」やよく温泉地などで見るボールを穴に入れて点数を競う「スマートボール[注14]」などがあります。他は、いわゆる飲酒・接客などの風俗営業を扱っている営業も風適法の範疇です。

注14：打ち出した玉が斜めの台のどの穴に入るか、適切に並ぶかによって景品がもらえるゲーム。

　麻雀（法律上は「まあじゃん」とひらがなで書きます）は、店側は場所と道具類を提供するだけですから、客とのギャンブルに負けるリスクはありません。ギャンブル行為を行っているとすれ

ば、それは客同士でのやり取りです。むろんほぼ100％、現金かそれに類する財物が賭けられているのは、一般人も取り締る側の警察も認識していますが、一定のレート（１点いくらという、賭け金のレベル）を超えない限り、取り締まるべき行為とはみなしていないようです。むろん定義上は違法行為が堂々と行われていることになります。

⑤ カジノに関する法律

　ご存知のように、2016年にIR推進法、2018年にIR実施法が成立しました。これにより地域認定を受けた限定された統合型リゾート（以下、IR）施設の一部で、カジノゲーミングがプレイできるようになりました。

　法律の中身に関しましては、他の章で解説していますので、ここではカジノ合法化とそれに関する法律の概要だけ紹介しておきましょう。

❶ IR推進法とIR実施法

　IR推進法は、カジノを含むIRの目的、概要などのフレームを示す目的のものです。まず「カジノを含むIR建設を進めようとする地域」を決めるわけですが、当面は国内で３カ所まで認められます。

　目的や概要のフレームにすぎませんので、細かい点については１年ほどかけて検討し、まとめることも決められました。（少し遅れましたが）その結果生まれたのがIR実施法です。ですからIR推進法が比較的短い（第23条までと附則）のに対し、IR実施法は第251条まであり、しかも細部に分かれているので、かなりの分量があります。

❷ ギャンブル等依存症対策基本法

　IR推進法が国会を通過するにあたり、本書に深く関連のある附帯決議[注15]が加えられました。それは、カジノを合法化するにおいて、「ギャンブル等依存症患者への対策を抜本的に強化する」ことを求めたもので、2018年に成立した「ギャンブル等依存症対策基本法（平成30年法律第74号）」がそれにあたります。「ギャ

注15：附帯決議は法的効力はないが、政治的効果がある。

ンブル等」と「等」の文字があるのは、パチンコなどは当局（警察庁）の定義でギャンブルではないとしていることによります。

　この内容につきましては、第3章第1節で詳しく述べられていますので概略説明に留めておきますが、アメリカのRG（Responsible Gaming：責任のあるゲーミング）（第6章第1節）を参考とした、ギャンブル興業主催団体や地方自治体らによる、ギャンブル等依存症の対策を推進するための法律だとお考えください。

理解を深めるために

第 4 章

さまざまな治療方法

こころの病気の治療には、普通、薬物療法（薬の投与）と、心理療法（言葉を用いてこころに働きかける治療法）が並行して行われます。しかし、残念なことに、ギャンブル等依存症の治療に関しては、日本でも、欧米でも、**認可されている薬物はまだありません**。そこで、ギャンブル等依存症の治療は、世界的に心理療法が中心となっています。

❶ 心理療法について

ここで、心理療法について簡単に説明します。言葉を用いてこころに働きかける治療法である心理療法には、さまざまなものがありますが、現在日本で主に用いられているのは①カウンセリング、②精神分析的心理療法、③認知行動療法、の3つです。

1つ目のカウンセリングは、相談に来た人（クライエントといいます）の考え方や感じ方を、支援者が共感的に理解していくことで、相談に来た人の気づきや成長を促し、問題解決を目指していく治療法です。来談者中心療法とか、パーソンセンタード・アプローチともいいます。

2つ目の精神分析的心理療法は、相談者のこころの在り方を、支援者が、相談者の無意識の部分も含めて理解して、それを「こういうことですね」と相談者に返すこと（解釈といいます）を繰り返し、それによって問題が解決されていくという治療法です。

3つ目の認知行動療法は、ストレスなどで固まって狭くなってしまった考え方や行動を、相談者自身の力で柔らかく解きほぐし、自由に考えたり行動したりするのを、支援者がお手伝いしていく治療法です。

❷ ギャンブル等依存症に対する心理療法について

ギャンブル等依存症に対する心理療法としては、❶で3つ目に

述べた、**認知行動療法が最も効果が高い**といわれています。そして、ギャンブル等依存症に対する認知行動療法の実施方法としては、あらかじめ決められた既成のテキストに沿って、決まった回数で実施する、プログラムとしての認知行動療法（これを認知行動療法プログラムといいます）を行うことが一般的です。日本においても、近年、日本の実情に沿った、認知行動療法プログラムが開発され、全国どこの都道府県にいてもプログラムを受けることができるようになってきました。

　ギャンブル等依存症に対する認知行動療法プログラムとしては、2015 年に島根県の精神保健福祉センターにおいて開発された、島根ギャンブル障がい回復トレーニングプログラム（SAT-G）が、全国の精神保健福祉センターを中心に広く使用されています。精神保健福祉センターとは、地域の精神保健に関わる専門的な相談機関として、全国の都道府県、政令指定都市に必ず置くことになっている公的機関であり、全部で 69 カ所あります[注1]。そして、すべての精神保健福祉センターは、第 6 章第 2 節で学ぶ「ギャンブル等依存症相談拠点」の役割を担っています。

　また、SAT-G をはじめとした国内のいくつかのプログラムを参考にして、神奈川県にある久里浜医療センターにおいて開発された、ギャンブル障害の標準的治療プログラム（STEP-G）が、2020 年 4 月から保険適用となり、医療機関を中心に使用されています。

　これらのプログラムは、いずれもギャンブルのメリットとデメリットの確認、ギャンブルにいたる引き金は何か、どうやってそれを避けたらよいか、避けきれない場合はどのような対処法があるか、ギャンブルを中止して空いた時間に何をするか、などを学ぶ内容になっています。

　また、ギャンブラーズ・アノニマス（GA）のような自助グループに通い、当事者同士で体験談を共有し合っていくことも有用です。

注 1：47 の都道府県と 20 の政令指定都市すべてに設置されているが、東京都には 3 カ所あるため、合計 69 カ所となる。

❶ SAT-G プログラムとは

SAT-G（島根ギャンブル障がい回復トレーニングプログラム Shimane Addiction recovery Training program for Gambling disorder）は、島根県の精神保健福祉センターで開発された、**ギャンブル等依存症に特化した**認知行動療法プログラムです。薬物依存症に対する認知行動療法プログラムである、SMARPP（せりがや覚せい剤依存再発防止プログラム：Serigaya Methamphetamine Relapse Prevention Program）を参考に、2015年に開発されました。ワークブックを用いて実施し、その読み合わせと課題の穴埋めが中心であるため、支援者にとっても当事者にとっても敷居が低いのが特徴です。プログラムは全6回（本編5回およびアンコールセッション）で構成されており、月1回の実施で半年間で修了することができます。また、プログラムの目標として、断ギャンブル（ギャンブルを完全に断つこと）を押し付けることはせず、コントロールギャンブル注2（ギャンブルに費やす金額、時間、回数などの上限を自分で決める）も可能としていることが特徴です。

SAT-Gは個人向けのプログラムとして使うこともできますし、集団向けのプログラムとして使うこともできます。個人向けのプログラムの場合は、スタッフ1名で実施しますが、集団向けのプログラムとして行う場合には、プログラム進行役と、板書などをする進行補助役の2名のスタッフで実施します。

❷ SAT-G プログラムの内容

（1）毎回のプログラムの構造

毎回のセッションは、**チェックイン、本日の課題、チェックアウト**の3部からなります。毎回のセッションの所要時間は、個別実施の場合約60分、集団実施の場合は120分程度です。

チェックインでは、ホームワーク（宿題）の確認を行います。ホームワークは、次のセッションまでの1カ月間、毎日、寝る前に、青、赤、黄色のいずれかのシールをカレンダーに貼ることです。ギャンブルのことを考えることもなかった日には、カレンダーに青い

注2：節ギャンブルという言い方もある。

シールを貼ります。ギャンブルのことが頭をよぎった日には、カレンダーに黄色いシールを貼ります。ギャンブルを実際に行った日には、カレンダーに赤いシールを貼ります。

　ここで大事なことは、チェックインにおいて、青いシールの日々が続いたことを支援者がほめすぎないことです[注3]。黄色シールの日や赤シールの日に、どんな引き金があったのか、そして、どうして黄色シールの日は、ギャンブルのことを考えたのにギャンブルをせずに過ごせたのか、そして、赤シールの日については、どうしてその後、青シールや黄色シールに戻れたのかを確認して

注3：ほめすぎると、本当はギャンブルのことが頭をよぎったり、ギャンブルをしたりしていても、青シールを貼ってしまう場合がある。

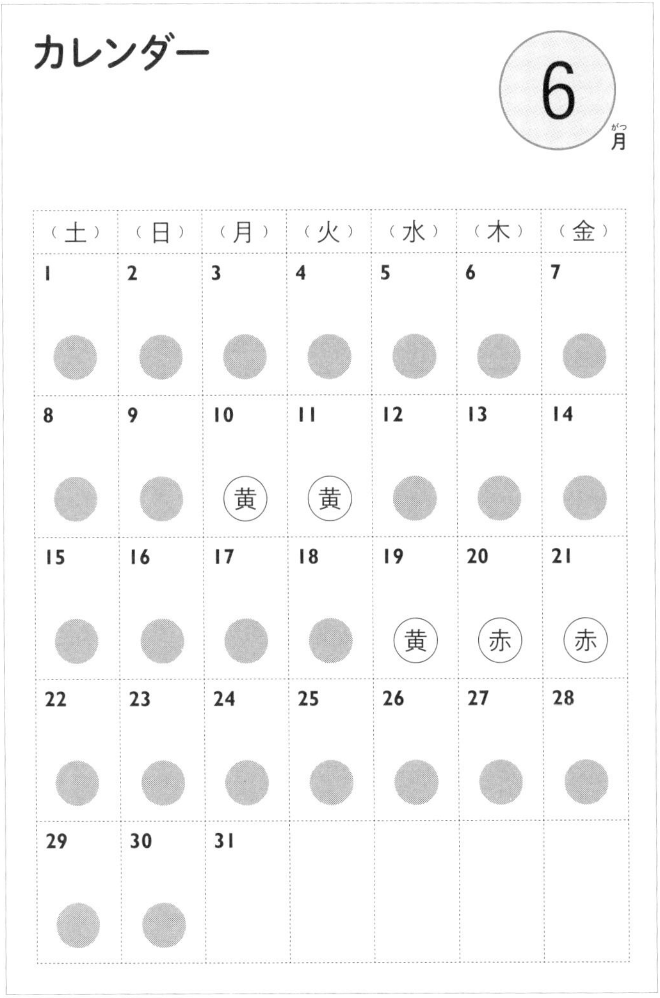

図4-1　ホームワークの実施例

いきます。

　本日の課題は、支援者と当事者による、テキスト本文の読み合わせと、課題の記入からなります。チェックアウトでは、今後1カ月、自分の決めた目標を守っていける自信について、0点から100点でいえば何点になるかを尋ね、あわせて本日の感想も尋ねます。

　それでは、具体的なチェックインの様子を見てみましょう。QRコード[注4]を読み取り、動画にアクセスしてください。ここで見ていただくのは、プログラムの第2回目の「チェックイン」の部分です。

注4：

〈ユーザー名〉
SAT-G
〈パスワード〉
t2EwpzVc

（2）初回からアンコールセッションまでの「本日の課題」の内容

　初回からアンコールセッションまでの「本日の課題」の内容は、大きく分けて次の3つです。

　1つ目は、**目標設定**です。これまでのギャンブルで得たもの、失ったものの表を作り、じっくりメリット、デメリットを比較した後で、自分のこれから6カ月の目標を設定します。目標は、断ギャンブルまたはコントロールギャンブルです。コントロールギャンブルを当事者が選んだ場合には、その詳細も設定します。

　2つ目は、**心理教育**です。引き金[注5]によってギャンブルへの欲求が生じ、その欲求をそのままにしておくとギャンブル行動につながることを学びます。そして、自分にとってのギャンブル行動への引き金は何かをはっきりさせ、それをどのようにして避けるか、具体的な工夫について考えていきます。また、引き金を避けきれない場合には、どのような対処行動[注6]が有効かを学び、自分にとって適した対処行動は何かを考えていきます。また、ギャンブルをやめたり減らしたりしたことで、ぽっかりできた空き時間に、どんな活動をしたらよいか（代替行動といいます）も考えていきます。

　3つ目は、**自助グループの勧め**です。自助グループの有効性を学び、可能であれば、ギャンブラーズ・アノニマス（GA）のような自助グループの方に、実際に来ていただき、メッセージを伝えてもらいます。

注5：具体的な引き金の例、引き金を避けるための具体的な工夫の例は110-111頁を参照。

注6：具体的な対処行動の例は112-113頁を参照。

　それでは、具体的なプログラムの内容を見てみましょう。QRコード^{注7}を読み取り、動画にアクセスしてください。ここで見ていただくのは、プログラムの第2回目の「本日の課題」の部分です。

注7：

〈ユーザー名〉
　SAT-G
〈パスワード〉
　t2EwpzVc

第**2**部　理解を深めるために

③ ギャンブラーズ・アノニマス

　ギャンブラーズ・アノニマス（GA）は、ギャンブル等依存症の問題を抱える人々の国際的な自助グループです。自助グループとは、ある困難を抱える者同士が互いに励まし合いながら、その困難をさまざまな形で克服していくための集団のことです。自助グループは、支援者が運営する回復プログラムとは異なり、**グループの運営を、支援者の力を借りることなく、当事者が行っている**ことが特徴です。

　依存症の自助グループの始まりは、アルコール依存症の自助グループであるアルコホーリクス・アノニマス（AA）で、1935年に開始されました。続いて薬物依存症の自助グループであるナルコティクス・アノニマス（NA）が1953年に開始されました。GAは、NAに続き、1957年に設立されています。

　GAは、AAやNAと同様に、12のステップを回復のために使用しています。このステップは、まず、第1ステップで、自分がギャンブルに対して無力であり、思いどおりに生きていけなくなっていたことを認めることから始まります。第2ステップと第3ステップでは、自分なりに理解した自分を超えた大きな力が、自分の考え方や生活を健康的なものに戻してくれると信じ、委ねていきます。第4ステップ以降では、自分の失敗を棚卸しし、自分が傷つけた他の人たちに埋め合わせをしていきます。そして最後の第12ステップでは、このメッセージを他のギャンブラーたちに伝えていきます。

　GAは、日本では1989年11月に第1回のミーティングが開始されました。現在では47都道府県のすべてでミーティングが行われています。

【参考資料①】 SAT-G プログラムの内容

	表題	内　　容
第1回	あなたのギャンブルについて整理してみましょう	・ギャンブルの魅力を記入する ・ギャンブルがどんな結果をもたらしたか記入する ・ギャンブルを続けるメリット・デメリット、やめるメリット・デメリットを記入する ・これからの目標設定を行う（断ギャンブルまたはコントロールギャンブル。後者の場合はギャンブルの頻度、回数、金額の限界設定を行う） ・上記目標を立てた理由を記入する ・目標達成の重要性と自信を0-100で記入する
第2回	引き金から再開にいたる道すじと対処	・引き金からギャンブル再開にいたる道すじ（引き金→思考→渇望→再開）について学ぶ ・ギャンブルの内的・外的引き金にどのようなものがあるかを学び、自分にとっての引き金を特定する ・ギャンブルの欲求への具体的対処法（思考停止法など）を学び、自分にとって今後使えそうな対処法を特定する
第3回	再開を防ぐために	・ギャンブル再開と再発（プログラム受講前の悪い行動や思考のパターンが再び現れてくること）の違いを学ぶ ・再発時に現れる悪い行動のパターン（依存的行動）の中で、自分に当てはまるものを特定する ・再発時に現れる悪い思考のパターン（正当化）の中で、自分に当てはまるものを特定する
第4回	私の道しるべ／再開にいたる道すじ	・引き金表（ギャンブルにつながる可能性の高い人、場所、物、状況、感情と、逆にギャンブルにつながる可能性の低い人、場所、物、状況、感情をまとめた表）を作成する ・これまでの自らの再開にいたるパターン（引き金1→引き金2→○円以上のお金をおろす→ギャンブル場に行く）を図示化する ・上記パターンのどこでストップがかけられそうかを記入する
第5回	回復への道のり	・ギャンブルの代わりに楽しめる活動にはどういうものがあるか学ぶ ・上記の中で、これはできそうかも、と思うものを挙げる ・回復への道のりの途中には再発、再開もつきものであることを、例を用いながら学ぶ ・再開した際に、具体的にだれに相談するかを記入する
アンコールセッション	回復のために～信頼・正直さ・仲間～	・回復のためには、嘘をつかない正直な生活を一日一日積み重ねていくことが大切であること、それが家族や友人などからの信頼を取り戻すための方法であることを学ぶ ・回復のためには、苦労を分かち合える仲間が必要であること、そうした仲間は自助グループで見つけることができることを学ぶ

【参考資料②】SAT-G テキスト第2回
（デモセッションで患者さん役の人が書き込みを行ったもの）

第 ②回

引き金から再開にいたる
道すじと対処

■1 引き金

　引き金とは、ギャンブルへの渇望を引き起こす、人・場所・物・状況・気持ちなどのことをいいます。たとえば、ある人が毎月給料日に、仕事の後、コンビニのATMでお金を引き出して、パチンコ屋に行っていたとします。このような場合、この人の引き金は、次のようなものでしょう。

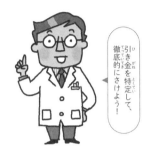

引き金を特定して、徹底的にさけよう！

引き金

給料日、仕事の後、コンビニ、ATM の機械、お金、パチンコ

　引き金があり、そしてギャンブルをする、ということを何度もくりかえすと、あなたの脳は、引き金とギャンブルをすぐに結びつけてしまいます。つまり、たった一つの引き金によって、あなたはギャンブルへとかりたてられてしまうようになるのです。**引き金−思考−渇望−再開**、というサイクルはなかなか断ち切ることができないものです。

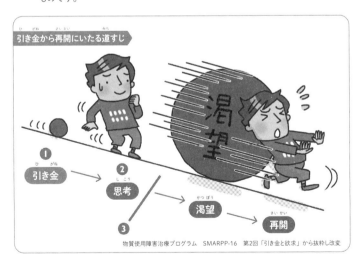

引き金から再開にいたる道すじ

❶ 引き金　→　❷ 思考　❸　→　渇望　→　再開

物質使用障害治療プログラム　SMARPP-16　第2回「引き金と欲求」から抜粋し改変

004

再開にいたる道を途中で断ち切るためのポイントは以下の3つです。

❶ 引き金を特定し、できるかぎり離れる。
（例：決めた金額以上のお金を持ち歩かない、お金は家族に管理してもらうなど）

❷ ギャンブルを再開しそうな危ないサイン（黄色シール ※ P.27 を参照）**に早めに気づく**

❸ ②で気づいたら、早めに対処する。

本プログラムでは、上記❶〜❸について学び、日常生活の中で実践に移していくことでギャンブルから遠ざかった生活を取り戻すことを目指します。今回セッションでは❶と❸を整理し、第3回セッションで❷を整理します。第4回では❶〜❸のまとめを行い、第5回では回復に向けた備えについて学びます。

それでは、まず上記❶「引き金を特定し、できるかぎり離れる」から整理していきましょう。

2 外的な引き金と内的な引き金

①**外的な引き金**…人、場所、物、状況といったあなたの周囲にある引き金

課題 1

ギャンブルをするきっかけ（引き金）になりそうなものには ◯ 、そうでないものには ☒ をつけましょう。書かれていること以外にも、引き金になりそうなことがあれば、書き出してみてください。

☒ 一人で家にいるとき
☒ ギャンブル仲間と一緒にいるとき
☒ 暇なとき
☒ お休みの日
◯ 仕事の後
◯ 大きなレースやイベントがある日
◯ 高額な買い物をしたくなったとき
☒ スポーツ新聞を読んでいるとき
☒ 広告チラシを見たとき
② ☒ 職場でギャンブルの話題を耳にしたとき

◯ テレビの CM を見たとき
☒ ギャンブル雑誌を読んでいるとき
③ ◯ ギャンブルの動画を見たとき
◯ ネット投票のサイトに入ったとき
◯ ギャンブル場の前を通ったとき
◯ ギャンブル場の中に入ったとき
◯ ATM を操作しているとき
◯ 給料日
① ◯ 手元にお金があるとき
　　　　　　　　　　　　　　円以上

その他

②**内的な引き金**…あなたの内側にある引き金（気持ち）

課題2

　ギャンブルをするきっかけ（引き金）になりそうな気持には ⃝ 、そうでないものには ⊗ をつけましょう。書かれていること以外にも、引き金になりそうな気持ちがあれば、書き出してみてください。

⃝ 不安	⃝ イライラ	⊗ わくわく	⊗ 自信満々
⃝ 満たされない	⊗ 悲しい	⊗ 楽しみ	⊗ 挑戦的
⊗ さびしい	⃝ おそれ	⊗ 幸せ	⊗ リラックスした
⃝ 罪悪感	⊗ 落ち込み		
⃝ 焦り	⃝ プレッシャーがある		

その他

---

3 **引き金をさけるための工夫**

課題3

　課題であげた引き金をさけるために、どのようなことができますか？
実行できそうなことにチェック ☑ をつけてください。書かれていること以外にも、できそうなことがあれば、書き出してみてください。

- ☑ 他の人にお金を管理してもらう
- ☑ 財布の中は硬貨だけにする
- ☑ 決めた金額（　5,000　円）以上は持ち歩かない
- ☐ クレジットカードを解約する
- ☑ 銀行のキャッシュカードを家族に預ける
- ☐ サラ金・銀行ローンの貸付自粛制度を利用する
- ☐ ギャンブルのネット投票の会員登録を解約する
- ☐ ギャンブルのネット投票の利用を規制する制度を活用する
- ☑ ギャンブル場の前を通らない
- ☑ ギャンブルの新聞広告や雑誌を読まない
- ☑ インターネットでギャンブルのサイトや動画を見ない
- ☑ 平日の昼間は仕事をする
- ☐ 平日の昼間は通所施設に通う
- ☑ 休日の予定がない日は、ジムや図書館に通う
- ☑ お金をあつかう仕事をさける
- ☐ ギャンブル仲間と距離をとる
- ☑ ギャンブルの問題を友人や同僚に伝えて、配慮してもらう
- ☐ スマートフォンをガラケーに変える

その他　職場で使用する喫煙所を変える

4 ギャンブルについての考えを断ち切る対処（思考停止法）

　ギャンブルの再開には、一連の流れがあることを私たちは学びました。この流れが始まらないように、最初の引き金を徹底的にさけることが大切です。ですが、私たちの普段の生活の中には、引き金は無数にあり、全てをさけることは不可能に近いでしょう。

　この流れを断ち切るもう一つの方法を紹介します。もし引き金に出会ってしまって、ギャンブルのことを考えてしまったときの対処です。ギャンブルのことを考え続けると、はじめは小さかった渇望があっというまに大きくふくれあがります。この状態になってしまったら渇望に打ち勝つことは困難です。ですから、考えはじめの段階でストップをかけることが大切です。考えている自分に気付いたら、すぐその考えを断ち切りましょう。この考えを断ち切る対処を「思考停止法」と呼びます。

課題4

　以下の対処1〜5（思考停止法）の中で、実行できそうなものにチェック ☑ をつけてください。

☐ **対処1** スイッチ

　スイッチやレバーの絵を頭に思い浮かべ、そのスイッチを切ると同時に、ギャンブルに関する考えを捨て去る。

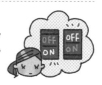

☑ **対処2** 輪ゴム

　輪ゴムを手首につけ、その輪ゴムをパチンとはじいて「だめ！」と言う。その後、気持ちをきりかえて何か別のことを考える。

☑ **対処3** リラックス

　息を深くすいこんで、ゆっくりと息をはきだす、これを3回続ける。だんだんと張りつめた気持ちがゆるんでくる。

☐ **対処4** 電話

　誰かに電話して気持ちを話す。話を聞いて欲しいときに電話できる人を何人かさがし、前もって頼んでおく。

物質使用障害治療プログラム　SMARPP-16　第2回「引き金と欲求」から抜粋し改変

対処5　その他

　以下は、過去にこのプログラムを受けた仲間が活用した対処です。

☑ **好きな音楽を聴く**

☑ **好きな動画を見る**

☑ **携帯の待ち受け画面**（家族や動物の写真など）**を見る**

☑ **メールや LINE でギャンブルをしたい気持ちを
　　相談できる人に伝える**

☑ **腕に付けたプロミスリングを見る**

☐ **コップ一杯の水を飲み干す**

☑ **アクシデントカード**
　（ギャンブルを続けてきた結果起きたこと（P.2 を参照）を書いた名刺サイズの
　カードを読み返し、苦しかった頃を思い出す）

☑ **スワイショウ**（P.25 を参照）

☐ **数息観**（P.26 を参照）

　書かれていること以外に、ギャンブルについての考えを断ち切るのに役立ちそ
うな対処があれば書き出してみてください。

まとめの課題

　次回のプログラムまでに、以下の❶❷について実行してみたいことを
それぞれ記載してください。

❶ **引き金をさけるための工夫**
　（P.6 **課題3** を参考に実行してみたい工夫を記載してください）

妻にお金を管理してもらう。ギャンブルのサイトや動画を
見ない

❷ **ギャンブルについての考えを断ち切る対処**（思考停止法）
　（P.7 〜 P.8 **課題4** を参考に実行してみたい対処を記載してください）

輪ゴム、スワイショウ

第 5 章

自己排除プログラム
-「セルフ・エクスクルージョン」とは

　ギャンブル等依存症になってしまうと、人はギャンブルに対するコントロールを失ってしまい、自分でギャンブルをやめたいと思っていてもやめることができなくなってしまいます。このような状態から回復するためには、専門医療機関やギャンブラーズ・アノニマス（GA）などの自助グループに継続的に参加し、回復を目指すことが大切です。しかし、ギャンブルに対する欲求が完全になくなることはないので、治療・回復のプロセスが進む中で、**ついギャンブルをしてしまうこと（スリップ）が起こらないようにする仕組み**が必要となってきます。このスリップを防ぐための仕組みとして代表的なものが、ギャンブル等依存症の人やその関係者が自ら申し出て、競馬場やパチンコ店、カジノなどのギャンブル場に入場できないようにするという自己排除プログラム（セルフ・エクスクルージョン）です。

1 　自己排除プログラムとは何か

　自己排除プログラムは、以下のような内容になっています。

> **自己排除プログラムとは**
>
> ・業界が提供するプログラムで、ギャンブルに問題があることを認めた人が自主的に申し込み、指定された1つまたは複数の賭博場への入場を禁止される。
>
> ・もし違反をした場合は排除される（罰則があるかは地域によって異なる）。
>
> ・入場の禁止は永久的なものと期間が決められているものがある。
>
> ・本人以外にも家族や他の人が申し込める場合もある。

（Blaszczynski, Ladouceur, and Nower, 2007. 筆者訳）

出典：Blaszczynski, A., Ladouceur, R. & Nower, L., "Self-exclusion: A proposed gateway to treatment model," *International Gambling Studies*, vol.7（1）, pp.59-71, 2007.

　自己排除プログラムはギャンブル等依存症の人が利用するプログラムですが、普段ギャンブルをする人でも、自分のギャンブルのリスクを減らすために利用することもあります。また、ギャンブル等依存症の人や、普段ギャンブルをする人がカジノに申し込む自己排除プログラムの他に、配偶者、子供、親、兄弟などの家族が申し込む家族申告による排除プログラムや、法律によって生活保護者や自己破産者などを自動的にプログラムの対象とする、第三者による排除プログラムもあります。

　ここで一つ重要なのは、これらのプログラムはギャンブル等依存症の治療プログラムではなく、ギャンブル場への入場を制限させることによって、「ギャンブルのリスクを減らすための補助的なプログラム」であるということです。これらのプログラムの利用は、ギャンブル等依存症の治療や治療機関につながりやすくするといった目的・効果も加えられています。

　世界各国のカジノでは、これらのプログラムが導入され、その効果もある程度認められています。また、今後日本で開業するカジノでも、その効果はとても期待されるでしょう。ですが、プログラムへの登録方法やプログラムに違反したときの罰則などは国によってまちまちであり、まだまだ研究・改善の余地があると考えられます。

② 「自己排除プログラム」にはどの程度の効果があるのか

　ギャンブルをやめることに、自己排除プログラムがどの程度効果があるのかについて調べるため、カナダのケベック州のカジノで自己排除プログラムを利用した220人を対象に調査が行われました。自己排除プログラム利用者は、97％の人がカジノに入場しない自信があると最初の段階では答えましたが、プログラム期間

内に**違反してカジノに入場した人が全体の36%**で、**ビデオポーカーなども含め全てのギャンブルをやめ続けた人が全体の30%**という結果になりました。そして、この後に行われた追跡調査の結果から、**自己排除プログラムを始めてから半年の間は、突然ギャンブルをしたくなる衝動やギャンブルをする時間やお金のコントロールに関して大きな改善**があることが示され、**日常生活でのギャンブルのマイナスの影響を減らす効果**があることも示されました。次に、オーストラリアで行われたインタビュー調査の結果から、自己排除プログラムに参加した933人のうち、**137人（15%）が違反してカジノに入場**していたことがわかっています。

　これらの研究の結果から、自己排除プログラムはギャンブルをやめ続けることに、ある程度の効果があることがわかると思います。しかし、なぜ**自己排除プログラムに違反する人が一定数出てくる**のでしょうか。その原因については、**ギャンブル場の監視システムの不完全さに問題**があるのではないかと考えられています。

　違反をさせないためには、勝ったお金を没収したり、プログラムに違反したことに対して罰金を科したり、逮捕したりなどの**罰則を設けることも必要ではないか**と考えられていました。ですが、罰則で人の行動をコントロールすることには、他のさまざまな問題を生み出すことがあります。このことから、自己排除プログラムの違反者を減らすためには、罰則を設けることよりも、**ギャンブル場の監視システムを完全なものにすることの方が重要**であると考えられ、**コンピューターによる自己排除プログラムの登録システムの開発**へとつながっています。

---

③ 日本における「自己排除プログラム」について

　日本ではIR（統合型リゾート）のカジノ誘致に伴い、多くの法律が整備されました。ここでは、自己排除プログラムに関連する日本の法律について説明します。

❶ 法律・国の基本計画にて定められた「自己排除プログラム」

> ●ギャンブル等依存症対策基本法（抄）（平成30年法律第74号）
> （関係事業者の責務）
> **第7条**　ギャンブル等の実施に係る事業のうちギャンブル等依存
> 症の発症、進行及び再発に影響を及ぼす事業を行う者（第15
> 条及び第33条第2項において「関係事業者」という。）は、国
> 及び地方公共団体が実施するギャンブル等依存症対策に協力す
> るとともに、その事業活動を行うに当たって、ギャンブル等依
> 存症の予防等（発症、進行及び再発の防止をいう。以下同じ。）
> に配慮するよう努めなければならない。

　ここに挙げたギャンブル等依存症対策基本法第7条には、関係
事業者がギャンブル等依存症の発症と進行、再発の防止に配慮し
なくてはならないことが示されています。そして、ギャンブル等
依存症対策推進基本計画では、関係事業者が取り組むべきことと
してアクセス制限・施設内の取組みが挙げられており、その中の
一つとして自己排除プログラム^{注1}が記載されています。

❷ パチンコ・各種公営競技で実施されている「自己排除プログラム」

　日本のギャンブル産業ではどうなっているのかを見てみましょ
う。パチンコ産業は、本人または家族申告による自己申告プログ
ラムを実施しており、金額や回数、時間の上限の申告や入店制限
が行えるようになっています。**ただしそれはプログラムに参加し
ていない店舗や、本人または家族が登録していない店舗には入れ
ることでもあり、隣接する駅に入れる店があればあまり効果がな
いということでもあります。**

　次に、中央競馬・地方競馬では、本人または家族による競馬場
や場外馬券売場への入場制限や電話・インターネット投票の利用
停止の申請と、本人による電話・インターネット投票の購入上限
額の設定の申請が導入されています。また、他のすべての公営競
技でも、同様の仕組みが導入されています。

❸ IRで実施される予定の「自己排除プログラム」

　日本のIRでの自己排除プログラムについては、特定複合観光

注1：計画内では「本人
申告によるアクセス制
限」として記載されてい
る。

施設区域整備法第 68 条にその内容が以下のように記載されており、自己排除プログラムや家族申告による排除プログラム、および第三者による排除プログラムの導入が義務付けられています。

◉特定複合観光施設区域整備法（抄）（平成 30 年法律第 80 号）
（カジノ行為に対する依存の防止のための措置）

第 68 条　略
　一　入場者（中略）又はその家族その他の関係者の申出により当該入場者のカジノ施設の利用を制限する措置
　二　前号に掲げるもののほか、カジノ行為に対する依存による悪影響を防止する観点からカジノ施設を利用させることが不適切であると認められる者のカジノ施設の利用を制限する措置
　三・四　略

　加えて、カジノ管理委員会関係特定複合観光施設区域整備法施行規則第 44 条第 1 項では、日本のカジノにてカジノ事業者が導入する自己排除プログラムや家族申告による排除プログラム、第三者による排除プログラムについて条文が設けられており、その内容は以下のようなものです。

　1．本人の申し出によりカジノ施設の入場が禁止される。
　2．本人の申し出により 1 か月間にカジノ施設に入場できる回数が制限される。
　3．家族、その他の関係者からの申し出があり、カジノ事業者がギャンブル等依存症の予防等のために必要であると認めた場合、カジノ施設の入場が禁止される。
　4．家族、その他の関係者からの申し出があり、カジノ事業者がギャンブル等依存症の予防等のために必要であると認めた場合、1 か月間にカジノ施設に入場できる回数が制限される。

　ギャンブラー本人からの申し出による自己排除プログラムについては、第 44 条第 2 項に定められており、その内容は以下のと

おりです。

> 1．この申し出から終了までの手続きを適切に定める。
> 2．申し出に迅速に対応する。
> 3．実施期間は 1 年以上の期間で、本人の意向に沿った期間にする。
> 4．プログラムの内容と開始及び終了について説明する。
> 5．プログラムの開始日から 1 年経過後、本人が希望するときは定めたプログラムの期間が終わる前に終了することができる。

　家族、その他の関係者からの申し出による「家族申告による排除プログラム」、「第三者による排除プログラム」については、第 44 条第 3 項に定められ、その内容は以下のとおりです。

> 1．申し出から終了までの手続きを適切に定める。
> 2．申し出に迅速に対応する。
> 3．ギャンブル等依存症に関する専門家の助言を受け、本人のカジノ利用状況、ギャンブル等依存症問題に関する情報やその他判断に必要な情報を収集し、それらをもとにプログラムを実施するか決定する。
> 4．実施期間は 1 年以上の期間で、プログラム実施の決定の際に用いた情報を踏まえた上でカジノ事業者が相当と認める期間を定める。
> 5．プログラムの対象となる本人に弁明の機会を与える。
> 6．本人と家族、その他の関係者に対してプログラムの開始及び終了の判断結果を説明する。
> 7．本人に対し、プログラムの内容と開始及び終了について説明する。
> 8．申し出をした家族、その他の関係者もしくは本人が希望する場合、プログラムの開始日から 1 年経過後に、ギャンブル等依存症の予防等を継続する必要がないと認めた時は、定めたプログラムの期間が終わる前に終了することができる。

9．定めた期間が終わる前にプログラムの終了を判断する際には、ギャンブル等依存症に関する専門家の助言を受け、本人のギャンブル等依存症問題に関する情報やその他判断に必要な情報を収集し、それらをもとに判断すること。

次に、自己排除プログラムに登録されている人に対して、カジノ事業者が注意しないといけないことに関して第44条第4項に定められており、その内容は以下のようなものです。

1．顧客情報を用いてカジノの宣伝・勧誘、コンプ注2の提供を行う場合、プログラムを実施されている者は除外する。
2．顧客情報を用いずにカジノの宣伝・勧誘、コンプの提供を行う場合、その相手がプログラムを実施されている者であると判明した場合は、宣伝や勧誘、提供を中止する。
3．プログラムを実施されている者とは特定資金貸付契約を締結しない。

さらにカジノ事業者は「自己排除プログラム」や「家族申告による排除プログラム」、「第三者による排除プログラム」を効果的に実施するため、本人、家族、その他の関係者に対して、ギャンブル等依存症の予防や治療、対策の関係機関や民間団体の相談窓口や連絡先の情報や、適切な判断を助けるために必要な情報を提供することが義務付けられています。

ここまで説明してきたように、日本ではIRカジノ誘致に伴いギャンブル等依存症対策について法制化が進み、既存のギャンブル産業においても対策が強化されてきました。そして、IRカジノの営業開始時に「自己排除プログラム」や「家族申告による排除プログラム」、「第三者による排除プログラム」が効果的に実施されるよう、海外での事例を参照した細かいプログラム設定がされています。今後は、日本でこれらのプログラムが実施された際、海外のようにその効果についての検討を行う必要があるでしょう。むろん日本人に合った内容に変えていくためです。

コラム：責任あるゲーミング（Responsible Gaming）について

　「責任あるゲーミング（Responsible Gaming）」は、「責任あるギャンブリング（Responsible Gambling）」ともいわれ、日本SRG協議会[注3]によると「ギャンブリングに関連して起こる可能性がある害について、それを予防し、できるだけ少なくするためのフレームワークとその実践のこと」と説明されています。このコラムでは、リチャード（Richard, D. C.）、ブラッジンスキー（Blaszczynski, A.）、ノーワー（Nower, L.）がまとめた内容をもとに、「責任あるゲーミング」の説明を行います。

　責任あるゲーミングには、ギャンブラーが自分のギャンブル行動に対して責任を負うミクロレベルの取組みと、国や行政、ギャンブル事業者がギャンブル等依存症やギャンブルのリスクに関して責任を負うマクロレベルの取組みがあります。

　ミクロレベルの取組みでは、ギャンブラーに対しての予防・防止教育が主として行われます。ギャンブラーの教育では、**1. ギャンブルはお金や時間を消費し、ときには損失が伴う娯楽であること、2. ギャンブルに使うお金や時間の量をコントロールすることができれば安全に楽しむことができること、3. ギャンブルにのめりこんでしまうと自分だけでなく家族や職場も巻き込んだ問題に発展する可能性があること**の3つのことが情報として提供されます。例えば、日本でのミクロレベルの取組みとして、競馬や競輪、モーターボート競走などでは、レースのポスターやCMに「ほどよく楽しむ大人の遊び」、「無理のない資金で余裕を持って」というメッセージを表示したり、パチンコ・パチスロでは機械の画面に「適度に楽しむ遊びです」というメッセージを表示したりしています。また、ギャンブル等依存症の注意喚起のためのポスターやメッセージ、相談機関の連絡先が記載されたポスターやメッセージがギャンブル場内のさまざまな場所で掲示されています。また、地方自治体が主体となって、学校や職場などで予防教育を行ったりもしています。

　マクロレベルの取組みでは、**ギャンブル問題の発生の抑制への**

注3：日本SRG協会（Japan Sustainable Gaming Council）は、ゲーミング産業に関連する行政、産業学術、民間社会資源の共同を促進し、ギャンブリング問題やギャンブル等依存症問題の抑制・解決に取り組む団体。

取組みやギャンブルにのめりこんでしまう人々への支援が主に行われます。例えば未成年の入場禁止、ギャンブル場内の ATM を撤去すること、「自己排除プログラム」や「家族申告による排除プログラム」、「第三者による排除プログラム」を提供すること、「上限額設定プログラム」を提供すること、そしてギャンブラーの教育のために機材や資料を設置することが、マクロレベルの取組みとして実施されています。また、ギャンブルにのめりこんでいる人を発見し、適切な支援につなぐための「従業員教育」も実施されています。

　加えて、専門的なケアが必要な可能性のある人たちへの情報提供を行うため、責任あるギャンブリングの情報センターを作るなどの支援や、ギャンブルの問題に取り組む民間団体の活動支援なども行っています。日本ではマクロレベルの取組みとして、短期的な支援を提供するための相談機関の連絡先が記載されたポスターやメッセージが、ギャンブル場内にて掲示されたりしています。日本政府がギャンブル等依存症対策基本法や特定複合観光施設区域整備法（IR 実施法）などを策定し、法整備をすすめていることもマクロレベルの取組みになります。

　IR カジノの開業が迫っている日本において、海外で実施されている「責任あるゲーミング」の取組みにならった対策や取組みが、今後も必要であるのは言うまでもありません。これからもギャンブルへののめりこみやそれに伴う問題を、ギャンブラー個人やその家族だけの責任にするのではなく、政府や地方自治体、ギャンブル事業者、ギャンブル問題やギャンブル等依存症に取り組む組織や団体が、それぞれどのような責任がありどのような対策を講じる必要があるのかを認識し、連携をして進めていく必要があるでしょう。

[引用・参考文献]

・Blaszczynski, A., Ladouceur, R. & Nower, L., "Self-exclusion: A proposed gateway to treatment model," *International Gambling Studies*, Vol.7（1）, pp.59–71.2007.
・Richard, D. C. S., Blaszczynski, A. & Nower, L., *The Wiley-Blackwell handbook of disordered gambling*, John Wiley & Sons, Chichester, 2013.
・Ladouceur et al., "Analysis of a casino's self-exclusion program," *Journal of Gambling Studies*, Vol. 16（4）, pp.453–460, 2000.

ギャンブル等依存症対策

政策の在り方

「ギャンブル等依存症対策」、という言葉から受ける第一印象として、医者やカウンセラーによる、対面による問診・診断や、自助グループのミーティングなどを想い浮かべる人が多いと思います。もちろん、それらの治療行為やミーティングは大変重要なのですが、政策として対策全般を考えるとき、それらだけでは十分ではありません。それらについては本文で解説しますが、その前に最も基本となる法哲学として、そもそも「ギャンブルはなぜ禁じられているのか」という問題から入ることにしましょう。

（1）ギャンブルは悪い行為なのか

第1章第1節において少し触れましたが、近代資本主義の社会において、いわゆる投資・投機的行為は、広い意味でのギャンブル的行為だとされていました。チョイスがあり、リスクを計算し、その上で自分の財物を賭けることになります。そしてその結果が、ある面でギャンブル以上に、偶然に左右されることが多いからでした。

我々の社会で、投資をしたり投機的に何かをする行為は、悪しき行為とはみなされていません。近代資本主義[注1]の世界ではむしろ奨励されることのはずで、それなくしては国全体の発展すらおぼつかない状態になってしまうでしょう。つまり投資や投機は、我々の社会では「正しいこと」と考えられているのです。ではなぜ、大金を賭ける投資・投機は正しいことで、例えば小金を賭けてトランプをすることは、刑法で禁止される行為類型にあたるのでしょうか。

抜け出せなくなる可能性のある行為が、悪いのか悪くないのか

注1：マックス・ウェーバーによると、アメリカの近代資本主義制度は、ピューリタンの思想によるものと考えられている。

という疑問は、ギャンブル等依存症対策を考えるにあたって、根本的な問題でもあります。もしギャンブルが悪い行為とされるなら、その対策においては罰則的な処遇が含まれても構わないことになります。逆に悪い行為でないとするなら、「やりすぎることで生み出す弊害[注2]」が問題になることはあっても、その行為自体は非難の対象とはなり得ないからです。

（2）原罪（sin）と違反（violation）

　日本のような法治国家において、特定の行為を禁止し、それを破った者に対し刑罰を科すことができるのは、それが社会において守られるべき何らかの価値—「法益」といいます—を侵害していると考えられるからです。

　刑法で保護対象となる法益は、身体の安全とか財産のように、一般にわかりやすいものがほとんどですが、中には「公共の秩序」や「健全な社会生活」といった、やや抽象的なものも含まれます。例えば「猥せつ物」を取り締まるのは、人の正常な性的羞恥心を害し、「善良な性的道義観念[注3]に反する」もの（最判昭 26.5.10 ／最判昭 55.11.28 などによる）であるとされるからです。つまり一部の人間が良かれとする思想も、全体的な道徳によっては、制限されることもあるのです。

　法益の話はさておきまして、刑法上の犯罪を大分類する一つの方法として、「誰がどんな時代に行っても悪しき行為」と、「時と場合により悪いとは言えないにせよ、社会の安寧を維持するため規制すべきであるがゆえに、悪いと定義される行為」の2種に分ける考え方があります。前者を「原罪（sin)」、後者を「違反（violation)」と呼ぶことが多いのですが、むろん両者の混在した中間的な犯罪もあり得ます（ここでは省略します）。

（3）賭博の保護法益

　賭博罪に関する事例や判例はあまり多くなく、よく引用されるのは、1950 年の最高裁判所の判決の文言です。

　（前略）勤労その他正当な原因に因るのでなく、単なる偶然の事情に因り財物の獲得を僥倖せんと相争うがごときは、国民をして怠惰浪費の弊風を生ぜしめ、健康で文化的な社会の基礎を成す

勤労の美風（憲法27条1項参照）を害するばかりでなく、甚だしきは暴行、脅迫、殺傷、強窃盗その他の副次的犯罪を誘発し又は国民経済の機能に重大な障害を与える恐れすらあるのである。これわが国においては一時の娯楽に供する物を賭した場合の外単なる賭博でもこれを犯罪としその他常習賭博、賭博開張等又は富籤に関する行為を罰する所以であつて、これ等の行為は畢竟公益に関する犯罪中の風俗を害する罪[注4]であり（旧刑法第2篇第6章参照）、新憲法にいわゆる公共の福祉に反するものといわなければならない。（略）

（最大判昭25.11.22）

注4：旧刑法における定義と考え方である。現行憲法ではここにもあるように「公共の福祉」に反するとされるのであろう。

　これは戦後すぐの混乱期における、社会一般の道徳を踏まえた解釈ですが、さすがに「70年以上経った今の世の中で、そのまま通用するとは考えにくい」とする意見がほとんどです。この判決の後、公営競技やその他の行為の法制化が進み、ギャンブルに対する考え方は、もうすでにかなり変化しているものと考えてよいでしょう。ただしこの重要な判決は未だに引用されたりもするので、みなさんには知っておいてもらいたいのです。

　表面的にこの判決を読む限り、賭博行為は単なる違反ではなく、もともと悪しき行為、つまり原罪だと考えているようです。ただし本書はあえて、ギャンブルという行為自体は原罪ではなく、単に特定の時空間においての違反行為だと主張するつもりです。でなくては、ギャンブル等依存症の治療の根本が揺らいでしまうからなのです。

（4）非犯罪化

　かつて1920年代、アルコール飲料はアメリカにおいて原罪[注5]とされ、禁止されていました。当時はアメリカ人のほぼ全員がキリスト教徒でした。しかしその頃も今も、飲酒を楽しみとし、適当な付き合いのできている人がほとんどの世の中であることは事実です。そんな社会において飲酒を禁止することは、人間が持つ自由な選択を制限することに外ならず、公権力が罰則付きで介入することなど、基本的に許されないと考える人々も少なからずおりました。ここにおいては、飲酒自体は原罪ではないという解釈

注5：アダムとイブの時代から、人間が背負った罪のこと。いつ、誰が、どこで行っても悪しき行為とされる。

です。

　公権力は「単に自分を止められない人々に対しケアをしてあげる」のだとする考え方、つまり制度的には「合法化してコントロールする」という方向に舵を取ることになったのは、1930年代に入ってからのことでした。かつての酒を禁ずる施策が、かえって多くの弊害[注6]を生んでしまったからでした。

　今や飲酒は年齢や運転時に規制がかかる違反にはなり得ても、その行為自体は何の問題もありません。ここにおいて飲酒は原罪はおろか、違反ですらなくなってしまいました。

　この「合法化してコントロールする」という、法哲学の方向性は、専門的に「非犯罪化（decriminalization）」と呼ばれています。

注6：アル・カポネに代表される闇組織の台頭は特に有名である。

1　ギャンブル等依存症

　世界保健機関（WHO）にも認められているように、ギャンブル等依存症という症状が病理現象（病気）、もしくはそれに類するものだとするなら、他の病気と同じように、段階を踏まえた対策を考える必要があるでしょう。

　例えば「インフルエンザ」という病気を例にとりますと、患ったときの医者の治療はもちろん大変重要ですが、予防接種や事後のケアなども「必要な措置」として浮上することになります。さらに普段の生活における、栄養バランスや適度な運動、そしてそれを支える周囲の人々のやるべきこと、逆にやってはならないことなども、施策としてあり得ます。それら全てが「対策」という総合プランの下に、一定の規準を与えられたり奨励される、より具体的な対策として存在するのです。

　従って「ギャンブル等依存症対策」としての具体策を考える際に、その症例がなぜ、どんなプロセスで起こったのかを解明する努力が必要となります。また、どんなタイプ・属性の人が、どんなプロセスで患っていくのかという視点、つまりライフステージ[注7]的なデータを含めた「統計学的視点」も忘れてはなりません。

　残念ながら、現時点ではわかっていないことだらけです。その点でさらなる研究や、事例の分析は不可欠だと言えるでしょう。

注7：社会科学においては、生まれた時代（バース・コホート）と地域・環境などにより、その人の進むコースがおおよそ（マクロ的に）予想し得ることがある。

ここからの話は、他国の事例などにより、日本において「効果の
ありそうな対策」という前提で話を進めます。

対策を前提としたギャンブル等依存症のステージ

　日本よりかなり先行している、海外におけるギャンブル等依存
症研究を参考として、ギャンブル等依存症のステージを便宜的に
4段階（**図6-1**のステージⅠ〜Ⅳ）に分けて考えてみましょう。
むろん、それぞれのステージにおける政策、施策などの対策が異
なるからです。

　ただしこれらは海外の例を参考としておりますので、日本人に
うまく当てはまるか否かについては、確定的なことは言えません。

　4つのステージは名目上「Ⅰ教育」、「Ⅱ予防・相談」、「Ⅲ治療」、
「Ⅳアフター・ケア」のステージとしておきます（**図6-1**）。

　ただしこのステージⅠ〜Ⅳは、一般的によく見られるステレオ
タイプ（典型的例）にすぎません。個人により、違いがあるのは
当然予想されますが、大きな流れは大ざっぱにこんなものだと考
えてください。

Ⅰ教育

　アメリカのいくつかの州でまとめられた報告によりますと、「教
育は有効な予防策である可能性が高い」とされています。ギャン
ブル等依存症への効果が、ある程度認められたことは間違いない
のですが、「可能性が高い」と断定でないのは、歴史的なステー
ジにおける一過性のイベント[注8]であった可能性を含んでいるか

注8：ある地域や時代な
ど、特殊な状況下で成立
したことでも、次の機会
に成立するとは限らな
い。

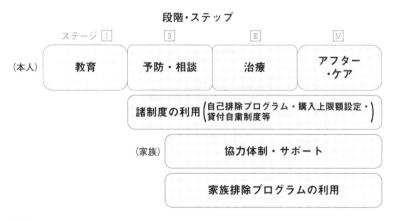

図6-1　ギャンブル依存症への対応

第2部　理解を深めるために

127

らです。つまり特定条件下ではあるものの、教育は有効だったと考えられているわけです。

アメリカ南部のミシシッピ州で行われた施策は、高校生への啓発的な教育活動でした。日本でいえば、ホームルームにあたるような時限を利用して、専門家が「ギャンブル等依存症の恐ろしさ」や、「はまっていくプロセス」をレクチャーするやり方です。アメリカの多くの州で、薬物に関して、すでに同様のレクチャーがなされておりましたが、それにギャンブルが加えられた形で行われました。

その啓発活動において教える、もう一つの重要な点は、ギャンブルにおける数学上の真理です（例えば第1章第2節のような内容）。長期的に見て、ギャンブル場の主催者側が必ず儲かること、すなわち「客側は必ず損失を出す」ことを教えるわけです。

多くのギャンブラーは、自分には他人にない超自然的なパワーや、予知能力があると信じているものです。そうしたオカルト的な信念は、ギャンブル等依存症になっていくきっかけの一つとして、よく知られています。そうした人々に対し、数学の専門家などが理路整然としたレクチャーを行うことは、すでにはまっている人にも、これからギャンブルをする機会のある人にも、有効な施策となり得るわけです。

教える対象は、高校生レベルが適切と考えられますが、大学生でも成人でも構いません。ただし「中学生以下には早すぎる」との意見は、アメリカの五大湖に近い州からの報告でありました。中学生にギャンブル等依存症の危険をレクチャーしたところ、逆に興味をかきたてられ、ポーカーやスポーツベッティングを始めた者がいたと言うのです。この報告も、研究者を納得させる方法論で集められたデータではありませんでしたが、一考に値する仮説として受け入れられています。今のところギャンブルの種目によっても、地域によっても、異なる結果が出る可能性は否定できません。

Ⅱ 予防・相談

第Ⅱのフェーズ、「予防・相談」に移ります。この段階は、まだ本物のギャンブル等依存症とは言えなくとも、その予備軍か、

依存症に近づきつつあると思われる人々が対象です。本人も周囲の人も、「何となくおかしい」と感じるレベルにすぎないため、放っておくことも可能ですが、できれば重症化する前に相談することを勧めます。

　現在では、日本のギャンブル場（公営競技やパチンコ）でも、相談窓口を設けているケースが見られます。場合によっては、カウンセリングの専門家や医療機関を紹介してくれるだけのケースもありますが、それとて、何もしないよりはるかに有意義でしょう。

　カジノフロアには、相談専門のコーナーが設けられていることが普通です。マカオで「KIOSK」、ラスベガスの MGM グループでは「GameSense™」などと書かれた所がその相談所で、受付け以外に個室やミーティングルームもあるのが普通です。

　ギャンブル場内では、「少しアヤシイ（はまりかけているかも…）」という行為をチェックし、必要なら相談窓口を紹介する責任者も常駐するのが望ましいとされています。

Ⅲ　治療

　病気になると治療が必要です。むろん軽いかぜのように、放っておけば治るような病気もありますが、ギャンブル等依存症は放っておくと、より重症化することが多いため、ちゃんとした専

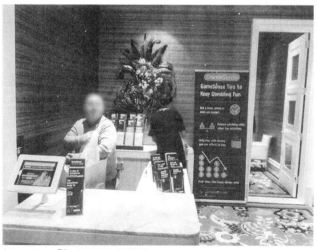

「GameSense™」の受付け（MGM）

門家などに診てもらう方がよさそうです。

　治療には大きく分けて、自助グループによるグループミーティングと、精神保健福祉センターや医療機関で行っている治療プログラムへの参加とがあります。この２つについては、さらに説明が必要でしょう。

　まずは自助グループによるグループミーティングを説明します。例えば週に１回とか、月に１回〜２回というように、日を決めて同じ悩みを持つ人々が集まる会合があります。むろん自主的な参加ですから、強制力はありません。話を聞いてくれるミーティングの他の人々も、多かれ少なかれ似たような経験を持っていることが多いようで、そのため羞恥心は少なめですし、有効な助言もしてくれることが多いという利点があります。こうした自助グループは、民間経営が多いため、いくばくかの料金は必要になるかもしれません。その施設の職員などが、ミーティングの司会役で入ることもよくあります。

　会合でいろいろな経験を話し合った後、次回の会合までの目標を定めることもあります。多くの場合、「次に会うまで、どんな小さなギャンブルもしない」という「断ギャンブル」を目標とする人が多いのですが、時として「賭けの回数を半分にする」とか、「決めた額を超えない」といった、減少傾向を目指す人もいます。決められた額や時間を守ることができるなら、もうその人は病気から脱出しつつある状況と考えられるというわけで、これを「コントロールできた状況」と呼んでいます。

　アメリカでは、いくつかの州に「ギャンブリングコート」という簡易的な裁判所があります。元々は薬物使用者[注9]を対象とした裁判所がスタートです。ギャンブリングコートはそれを真似たものですが、ギャンブル等依存症を原因として、軽微な財産犯を犯してしまった人々を対象とします。

　このギャンブリングコートにおいて、刑務所などに収監する代わりに、「特定の自助グループに休まずに出席すること」などを条件に、社会内で経過を観察することがあります。刑務所に入ったという経歴も残らず、かつ仕事も続けられますから、一応定期収入があり、家族が困窮することも少なくなります。ただしミー

注9：ヘロインやコカインを入手したいがため、財産犯を犯したようなケースは、薬物依存症さえ治療できたなら犯罪性向のある人間ではなくなるだろうというロジック。ギャンブルも同様に考える。

ティングを休んだりしたら、刑務所に入れられるかもしれません。

　もう一つの治療法である精神保健福祉センターや医療機関で行っている治療プログラムについては、第4章で詳しく説明していますので、ここでは説明を省略します。病気が進み、自助努力や通所での治療プログラムへの参加では回復がおぼつかない人々には、入院による治療もあり得ます。しかし現在ではステージⅡのほとんどの人は、より高次のレベルに達する前に、健全な生活を続けられる方向に指導できるものと考えられています。

　以前に少し触れましたが、ギャンブル行為自体は、競馬のような合法の媒体で行う限り犯罪ではありません。従って、本人が希望しない隔離を強制することはできません。あるとすれば、重いうつ病などが合併して医者が「入院が必要な病状」と判断し、家族等の同意のもとに入院となるようなケースでしょう。

　本当の意味で強制措置と言えるのは、ギャンブル等依存症を原因として他の犯罪を犯し、刑務所に収容されたケースですが、これは刑罰であっても対策や治療とは言えません。

Ⅳ アフター・ケア

　アルコールや薬物をやめることができて、完治したかに思えた依存症患者がいたとします。ところが、ふとしたきっかけで少量の酒や薬物を使用し、結果として元の木阿弥となってしまう話はよく聞くでしょう。それと同じように、ギャンブル等依存症が治ったように思えても、ほんの小さな賭けによって病気がぶり返すことがあります。定期的にカウンセリングなどを受ける「アフター・ケア」が必要とされるゆえんです。

　アフター・ケアに最も適しているのは、近くにいる家族のはずですから、その点を少し詳しく説明することにしましょう。

② 家族の役割

　本人の依存症が、ステージⅠを超えて、ステージⅡ、ステージⅢと進むにつれ、家族の関与があればより望ましい状況になっていきます。

❶ ステージⅠ

ステージⅠの段階では、まだギャンブル等依存症ではありません。従って家族の関与はあったとしても、必要最小限でしょう。むろん家族の誰かがたまたま学校の先生だったりしたケースで、ギャンブルの統計学的事実をレクチャーしたりすることはあり得ますが、ステージⅠの段階では基本的に本人の思考・行動による問題にすぎません。従って家族の関与は、「相談（カウンセリング）を受けた方がよさそうなとき」からスタートするものと考えてください。

夫や息子が、ギャンブルによる借金に苦しみ始めたとき、その借金を安易に肩代わりするのは、お勧めしません。それより無理にでも相談窓口に連れてくることです。場合により、一緒に相談に行くことを条件にして、お金を立て替えることもあり得ます。が、これはあくまで一時的な方便です。

事実、相談にやって来るのは本人だけのときもありますが、付添いとして、家族が一緒に来るケースが多いようです。ギャンブル等依存症の夫に付き添う妻、あるいは息子を連れて来る母親というふうに、男性がはまりかけた主体で、それを女性が連れて来るのが、この分野におけるステレオタイプです。

❷ ステージⅡ

ステージⅡの段階では、本人はまだ破産するような状況でないことが多いようで、「いつでもやめられる（あるいは今度はたぶん勝てる）」などと嘯いているケースが多いため、「やめるための相談」などと言わずに、「どうしたら、もう少し負けずにすませる（コントロールできる）か、聞いてみましょうよ[注10]」といった、軽いノリで連れて行くのがよいでしょう。

❸ ステージⅢ

この段階に入りますと、本人は専門家の治療を受ける必要が強くなるでしょう。家族が治療などの施策に協力することが求められます。協力がなければ、成功の確率は下がります。カウンセリングに行くこと自体、病気がぶり返していない一つの証左です。というのは再びはまってしまった人は、カウンセリングやミーティングに行かなくなるのが通常だからです。ここで重要となる

のが、家族や周囲の人々の協力です。それとなく定期会合などの日程をチェックし、ちゃんと行っているかを目配りしてあげる必要があります。

　まずもって本人が、定期的な診断や会合に出ることを後押しすることが一番の役割となりますが、一つこころに止めてほしいことは、本人がサボっても怒ったりしてはいけないということです。もしサボりがちだと感じたら、先取りする形で「たしか次の土曜日は自助グループのミーティングだったよね」などとほのめかしてください。ただあまりきつく言ったり、命令口調になっては逆効果になるかもしれません。可能なら笑みを浮かべて、「今日はしょうがないね、次はきっと行こうね」などと、励ます程度に留めてください。ずっと行かなくなることが、悪化の主原因となるからです。

　可能ならミーティングなどに同行し、帰りに楽しい場所に行きましょう。想い出のレストランなどは最適です。つまり「頑張って行ったご褒美」を用意したりするわけです。

　もし完全にやめないまでも、ある程度まで、回数や金額をコントロールできるようになったなら、その段階で褒めてあげてください。

❹ ステージ IV

　先ほど少し触れましたが、ずっと禁酒できていた人が、ひょんな機会に一杯だけ飲んでしまったがゆえに、また元の状態に戻ってしまうことがあります。ギャンブルもこれと同じで、以前はまっていたような激しいギャンブルに戻ってしまうこともあります。つまりステージIVの段階における家族の役割も、決して小さいものではありません。

　最も奨励されていることは、本人が別の（あまりお金を使わない）趣味を持ち、家族がそれに協力していくことです。その趣味を一緒に楽しめるなら、さらに効果的でしょう。

③ IR における公と私の施策の違い

　カジノフロアも含めて、IR（統合型リゾート）全体は民間企

業の管理する施設ですから、レストランやホテルなどの民間施設と同じように施設内の決まりを作り、特定タイプの人々の入場を拒否したり、退去を求めたりする[注11]ことは可能です。その反面、国の法律によって特例的に許可された営業形態でもありますから、ある面で公的な性質の空間とも考えられます。公的空間では、独自の基準によって入場を断るわけにはいきません。

注11：海外ではカジノによる独自のリストによって入場を拒否できる。日本でもカスタマーハラスメント問題が起こっている。

IR空間には独特の、(公的な) 施策・対策に対する遵守義務がいくつか存在します。例えば、ギャンブル等依存症に対する民間の施策・対策は、「カジノをオペレートする側による自主的なもの」が多いのに対し、国の施策・対策は、「制度的で強制力を伴うもの（義務的対応)」が多くなるでしょう。この違いをわかりやすく図示したのが**図6-2**です。

この2つの違いが、どこから（何を根拠として）やって来るか、わかりますか。実は「対策の目的」が違うのです。

政府が、強制力を持って一定の制度を作る理由は、それによって「社会的危害[注12]の可能性を極力減らし、なるべく国民が苦しまないようにする」という基本目的があるからです。むろんその前提として、他の法律との整合性―特に憲法と刑法における「基本的人権の保障」と「公正さの担保」―が必要なのは、言うまで

注12：社会的危害については、含まれる多くの要素があるため、別の機会に詳しく言及するつもりである。

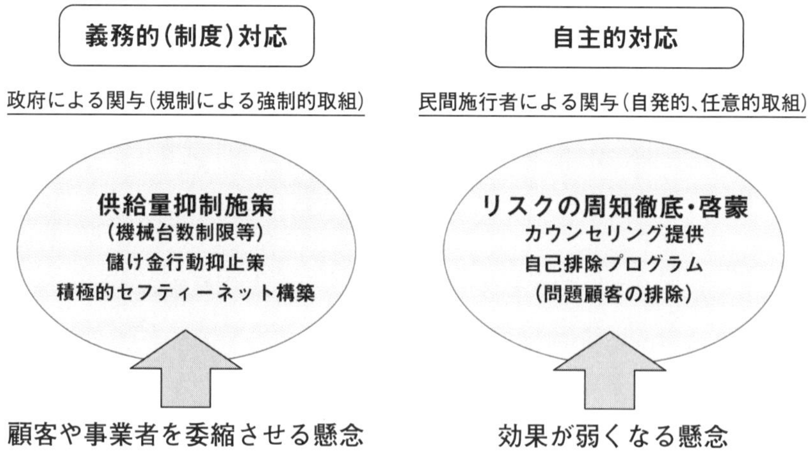

義務的(制度)対応
政府による関与(規制による強制的取組)
供給量抑制施策
(機械台数制限等)
儲け金行動抑止策
積極的セフティーネット構築
顧客や事業者を委縮させる懸念
自主的対応
民間施行者による関与(自発的、任意的取組)
リスクの周知徹底・啓蒙
カウンセリング提供
自己排除プログラム
(問題顧客の排除)
効果が弱くなる懸念

出典：谷岡一郎・美原融編著『カジノ導入をめぐる諸問題3』大阪商業大学アミューズメント産業研究所，p.50，2014.

図6-2　義務的対応と任意的・自主的対応

もありません。

❶国（政府）の対策

　ここまで述べましたように、国の対策は法律に準拠し、そして
それがゆえに強制的なものが中心です。対策の相手方は、主とし
てギャンブル場を主催する自治体や企業体で、客としてプレイす
る個人ではないことがほとんどです。

　法や規制の目的は、あくまで社会的危害の可能性を減らすこと
ですから、組織悪などが抜け道を発見し、利用できるようなもの
であってはなりません。かと言って、自由な競争環境を阻害する
ほど締めつけが厳しくてもよくありません。適度に主催者側の行
動を監視・指導するのが、政府の役割だと考えて差し支えありま
せん。

　ギャンブル等依存症の対策に関しては、補助金などを通して、
個人の治療にも関与できますが、個人相手の対策は基本的に民間、
もしくは地方自治体の役割と考えられています。加えてギャンブ
ル等依存症に関する研究やその助成、あるいは実態の調査[注13]な
ども、長い目で見て「政府が予算化すべき対策」と考えてよいか
と思います。

注13：法律に従って、現在では3年に一度、実態調査が行われている。

❷民間における対策

　ギャンブル等依存症が疑われる人を実際に目の当たりにしてい
る、従ってそれにどう対処するか、という問題—つまり個人レベ
ルの対策—に直面しているのは、実際に顧客と日常業務の中で相
対するギャンブル場が中心となるでしょう。

　例えばカジノ事業者たちは、顧客の中に「はまりつつある」人
がいないかを日夜監視し、必要なら報告する義務があります。何
度も言うように、日本のIR内のカジノは民間企業体です。出資
者あっての企業ですから、一定の収入を確保しようとするのは当
然悪いことではないのですが、長期視野によるその企業体の評判
—例えば社会貢献度や自治体との協働体制の構築—も無視できま
せん。ここからの話は、民間企業が関与するIRを中心に話を進
めることにします。

　アメリカにおける、1980年代のカジノを中心として打ち出さ
れた、ギャンブル等依存症に対する民間の対策としての基本方針

は、「責任あるゲーミング（Responsible Gaming（以後「RG」））」という言葉に要約されるでしょう。

　とりあえず、法に従ってさえおれば、何をやってもよいという考え方では、どんな企業も長続きしません。それよりギャンブル等依存症の問題を抱える人々、その可能性のある人々に関しては、今まで以上に「積極的に介入していこう」とする考え方がアメリカを中心に始まったのは、1980年代のことでした。このような誠意ある態度・方針こそが、RGの哲学なのです。

　例えば自動車会社は、国内だけでも、年間数千人規模の死者を出す原因となり得る、「危険なプロダクトを作って売っている」と考えることもできます。自動車を禁止すれば、何千人もの命が助かるのはそのとおりでしょうが、社会的（経済的）活動の質は、おそらく国民のほとんどが耐えられないレベルまで低下するでしょう。

　自動車産業としては、自分たちのプロダクトのもたらした不慮の事故や、無謀な運転にまで、（法的に）責任があるわけではありません。それでも間接的に、自分たちが引き起こした結果から逃れられない、というのもまた事実です。大手自動車会社が、交通遺児らに奨学金などを支給するシステムを構築しようとしたのは、「さらに高次の社会的責任を果たすため」と考えてよいでしょう。つまり自分たちが生み出したマイナス[注14]に対し（法的に責任があろうとなかろうと）介入していこうとする基本姿勢で、社会的責任の一端を担おうとする態度です。カジノ業界によるRGも、同様の考え方に立つものと考えられます。

❸ 地方自治体

　政府と民間事業者以外に、もう一つ説明の必要な組織があります。それはIRの認可申請の主体となる「地方自治体」です。カジノを含むIRは、自治体による地域認定によって、正式にスタートできるからです。むろん公営競技も中央競馬以外は地方自治体が主催者だったのは覚えていますよね。

　地方自治体は、国の制度のような大枠の法律ではなく、その地方ならではの規制や規則を（必要なら条令として）定める立場です。かと言って、民間でできることは民間で行う方がわかりやす

注14：ギャンブルも「自己責任なのだから放っておけばよい」という意見もあったが、積極的介入が正しい施策だと思われる。

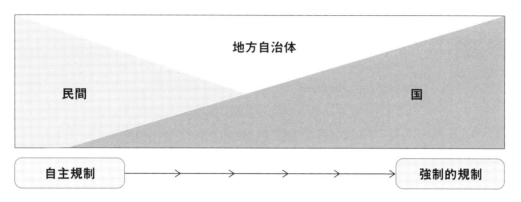

図6-3　**国、地方自治体、民間の役割分担**

い側面もありますから、RG の施策・対策の主役となる立場でも
ありません。地方自治体はおそらく、国および民間事業者に協力
し、関係を取り持つ（中間的・橋渡し的）役割が大きいでしょう。
　まとめると国、地方、民間の役割分担は、**図**6-3 のようになる
ものと考えられます。

さまざまな対策

この節では、前節で学んだ対策の基本的方針を基に、具体的にどのような対策が計画・実施されているかを学んでいきます。

1 対策の枠組み

❶本格的な対策の始まった経緯

日本においては、競馬、競輪、モーターボート競走、オートレースという公営競技と、宝くじ、スポーツ振興くじが法令により許可され、パチンコ、パチスロというギャンブル類似の遊技が風俗営業等の規制及び業務の適正化等に関する法律（昭和23年法律122号）（以下「風適法」）により許可されていますが、ギャンブル等依存症に対する抜本的・包括的な対策は長らくなされてきませんでした。しかし、2014年6月、安倍内閣が閣議決定した成長戦略において、カジノを中核とする統合型リゾート（IR）について、「関係省庁において検討をすすめる」と明記されたことにより、ギャンブル等依存症に対する対策の遅れが、にわかに社会の注目を集めることになりました。

ギャンブル等依存症に関する支援が、行政として本格的に始まったのは、2016年12月です。特定複合観光施設区域の整備の推進に関する法律（IR推進法、マスコミ等ではカジノ推進法とも呼ばれます）が国会で成立した際に、衆議院と参議院それぞれで、議員による附帯決議がなされ、その第10項の中で「ギャンブル等依存症患者への対策を抜本的に強化すること」と記載されました。つまり、IRを推進することと引き換えに、依存症対策をしっかりやりなさいということが、国会から指示されたわけです。そしてそのおかげで、その後のギャンブル等依存症支援が急ピッチで進むようになりました。

❷IR推進法の附帯決議第10項について

それでは、IR推進法の附帯決議の第10項について、具体的な

内容を確認しておきましょう。下線のないところは衆議院の附帯決議、下線は、参議院の附帯決議の時に、衆議院の附帯決議に付け加えられた部分です。

> ギャンブル等依存症患者への対策を抜本的に強化すること。我が国におけるギャンブル等依存症の実態把握のための体制を整備し、その原因を把握・分析するとともに、ギャンブル等依存症患者の相談体制や臨床医療体制を強化すること。加えて、ギャンブル等依存症に関する教育上の取組を整備すること。また、カジノにとどまらず、他のギャンブル・遊技等に起因する依存症を含め、ギャンブル等依存症対策に関する国の取組を抜本的に強化するため、ギャンブル等依存症に総合的に対処するための仕組・体制を設けるとともに、関係省庁が十分連携して包括的な取組を構築し、強化すること。また、このために十分な予算を確保すること。

ここで、参議院の附帯決議で、「遊技」という単語が加わっていることに注目してください。これは、「パチンコはギャンブルではなく遊技であるけれど、ギャンブル等依存症対策の対象としなさい」という意味です。そして、この附帯決議に記載された、①実態把握と原因分析、②相談体制と臨床医療体制の強化、③教育上の取組、④総合的に対処するための仕組み・体制、⑤関係省庁の連携による包括的な取組、⑥予算措置については、後に成立したギャンブル等依存症対策基本法やギャンブル等依存症対策基本計画の中で、具体的に実現されていくことになりました。

❸スリーステップの枠組み：基本法、国の基本計画、都道府県の推進計画

IR推進法成立の1年8カ月後である2018年7月に、ギャンブル等依存症対策基本法という法律が成立しました。さらに、翌2019年の4月に、ギャンブル等依存症対策推進基本計画という国の基本計画ができました。そして、国は、2019年9月24日に、「ギャンブル等依存症対策都道府県説明会」を開催し、都道府県にギャンブル等依存症対策推進計画を作るように促しています。

例えば、ギャンブルの問題と同じ依存症である、アルコール健

康障害に対する対策は、まず基本法[注1]ができて、その後に国の推進基本計画[注2]ができて、続いて国が都道府県の推進計画[注3]を作らせるという、スリーステップで進んでいます。それにならって、ギャンブル等依存症対策も、国の基本法、それから国の推進基本計画、そして都道府県の推進計画というように、スリーステップで進んでいるのです。これは、IR推進法の附帯決議で、「ギャンブル等依存症に総合的に対処するための仕組・体制を設ける」と明記されたからこそ、実現したと言えるでしょう。

また、アルコール健康障害対策では、国の基本計画の改定は、5年に1回ですが、ギャンブル等依存症対策では、国の基本計画の改定は3年に1回です。これは、それだけ国が本腰を入れて対策に取り組んでいるという姿勢の表明と言えるかもしれません。

② ギャンブル等依存症対策基本法の構成

それでは、IR推進法の附帯決議で示された「ギャンブル等依存症患者への対策を抜本的に強化すること」という趣旨が、その後に制定されたギャンブル等依存症対策基本法で、どのように具体的に示されているか、その内容を見ていきましょう。

ギャンブル等依存症対策基本法は、全部で36条（および附則）からなる法律で、全体は4つの章からなります。第1章は総則、第2章はギャンブル等依存症対策推進基本計画等、第3章は基本的施策、第4章はギャンブル等依存症対策推進本部という表題がついています。

❶ ギャンブル等依存症対策基本法
＜第1章　総則＞

第1章の「総則」を見ていきましょう。第1条から第3条には、目的、定義、基本理念が書かれています。第1条の「目的」では、まず、ギャンブル等依存症が、①本人・家族の日常生活・社会生活に支障を生じさせるものであり、②多重債務・貧困・虐待・自殺・犯罪等の重大な社会問題を生じさせているという現状の認識が述べられています。そして、そのことを踏まえて、対策を総合的かつ計画的に推進することによって、①国民の健全な生活の確

保を図るとともに、②国民が安心して暮らすことのできる社会の実現に寄与することが目的であるとされています。また、第 2 条で記載されているギャンブル等依存症の定義である、「この法律において「ギャンブル等依存症」とは、ギャンブル等（法律の定めるところにより行われる公営競技、ぱちんこ屋に係る遊技その他の射幸行為をいう。第 7 条において同じ。）にのめり込むことにより日常生活又は社会生活に支障が生じている状態をいう」はしっかり覚えておきましょう。「等」という言葉で、法律上は賭博でなくて遊技とされているパチンコ、パチスロも対策の対象であるということが明示されています。

　第 4 条には、アルコール、薬物等に対する依存に関する施策と有機的な連携を図るよう配慮するべきことが書かれています。

　第 5 条から第 9 条には、国、地方公共団体、関係事業者、国民、ギャンブル等依存症対策に関連する業務に従事する者の責務が書かれています。この中で、関係事業者の責務として、国及び地方公共団体が実施するギャンブル等依存症対策への協力についての努力義務と、ギャンブル等依存症の予防等（発症、進行及び再発の防止をいう）への配慮についての努力義務があることに注意してください。

　これまでのギャンブル等依存症対策は、保健所や精神保健福祉センターといった精神保健を担当するセクターが病気になった当事者や家族の相談を受け、医療につなげるという、保健医療モデルでしかありませんでした。この法律ができてはじめて、ギャンブル等依存症のいわば発生源である、関係事業者の責務（努力義務）が示されたわけです。

　また、第 10 条には、ギャンブル等依存症問題啓発週間を、5 月 14 日から 20 日までとすることが記載されています。この時期になった理由としては、新年度に新社会人、大学生となった層に対して、ギャンブル等の依存症の問題の関心と理解を深める機会をつくってはどうかということがあげられています[注4]。

❷ ギャンブル等依存症対策基本法　＜第 2 章 ギャンブル等依存症対策推進基本計画等＞

　続いて、第 2 章の「ギャンブル等依存症対策推進基本計画等」

注 4： 昭和 29 年 5 月 18 日に風適法の改正があり、そこで「ぱちんこ屋」という表現が明記されたことも理由の 1 つとされている。

を見てみましょう。第12条では、国にギャンブル等依存症対策推進基本計画の策定義務があること、3年ごとに見直す必要があることが記載されています。続く第13条では、都道府県にもギャンブル等依存症対策推進計画（国の計画と異なり「基本」は付きません）を策定する努力義務を課し、少なくとも3年ごとに見直すよう求めています。

こうして、基本法を作った後に、国が基本計画を策定し、3年ごとに見直すこと、都道府県にも計画を策定するように努力義務を課すことで、IR推進法の附帯決議で明記された「ギャンブル等依存症に総合的に対処するための仕組・体制を設ける」という内容が具体化されているのです。

❸ ギャンブル等依存症対策基本法
＜第3章　基本的施策＞

続いて第3章は「基本的施策」です。①教育の振興等、②ギャンブル等依存症の予防等に資する事業の実施、③医療提供体制の整備、④相談支援等、⑤社会復帰の支援、⑥民間団体の活動に対する支援、⑦連携協力体制の整備、⑧人材の確保等、⑨調査研究の推進等、⑩実態調査（3年ごと）の10項目が挙げられています。これらは、IR推進法の附帯決議第10項で実施を求められていた対策を、具体的に法律に落とし込んだものと考えてよいでしょう。これらの対策は、基本法を受けて策定された、ギャンブル等依存症対策推進基本計画で、より具体的に何をすべきかが記載されていますので後述します。

❹ ギャンブル等依存症対策基本法
＜第4章　ギャンブル等依存症対策推進本部＞

続いて第4章は「ギャンブル等依存症対策推進本部」です。「ギャンブル等依存症対策を総合的かつ計画的に推進するため、内閣府にギャンブル等依存症対策推進本部を置く」こと、本部長に内閣官房長官を充てることなどが記載されています。内閣府の役割は、国の人事院のホームページによりますと、「各省より一段高い立場から、国政上の重要な施策について企画立案・総合調整等を行っています」（https://www.jinji.go.jp/jinji_kanto/saiyou/guide/05naikakufu.pdf）とされています。このことから、ギャンブル等依

存症対策を総合的かつ計画的に推進することについての国の本気度がわかるかと思います。このように、内閣府に推進本部を置くことで、IR 推進法の附帯決議に示された「関係省庁が十分連携して包括的な取組を構築し、強化する」という理念を実現しようとしているのです。

　また、ギャンブル等依存症対策推進基本計画に基づいて実施する施策の総合調整および実施状況の評価や、ギャンブル等依存症対策で重要なものの企画および立案並びに総合調整の目的で、ギャンブル等依存症対策推進関係者会議を置くこと、その委員に、専門家だけでなく、ギャンブル等依存症の当事者と家族を入れることが規定されていることにも注目してください。

③ 国の基本計画の内容（ギャンブル等依存症対策推進基本計画）

　それでは、国の基本計画の概要を見ていきましょう。最初の計画は、2019 年 4 月に閣議決定され、その後、関係者会議での議論を経て、2022 年 3 月に改定がされています。ここでは、まず、最初の計画（以下、第 1 期基本計画とします）について説明します。

　国の基本計画は 2 つの章に分かれ、第 1 章は「ギャンブル等依存症対策の基本的考え方等」、第 2 章は「取り組むべき具体的施策」となっています。この具体的施策を記載した第 2 章は、7 つの節に分かれ、それぞれ、①関係事業者の取組、②相談・治療・回復支援、③予防教育・普及啓発、④依存症対策の基盤整備、⑤調査研究、⑥実態調査、⑦多重債務問題等への取組となっています。

❶ギャンブル等依存症対策の基本的考え方等

　「ギャンブル等依存症対策の基本的考え方等」を示した第 1 章は、ⅠからⅣの 4 つの項目に分かれています。

　Ⅰの「ギャンブル等依存症の現状」では、「ギャンブル等依存症対策の対象」として、基本法に示されたギャンブル等依存症の定義を記載した後、最近の実態調査や国会での議論等を踏まえ、「競馬などの公営競技やぱちんこ等の実施に係る事業者」を「関係事業者」として、取組の対象とすること、ただし、今後の実態調査等を踏まえ、必要な見直しが行われ得ることが記載されてい

ます。つまり、宝くじとスポーツ振興くじについては第1期基本計画での取組の対象となる関係事業者に含めていないことになるのです。

　続いて、「現状」として、国内の過去1年以内の「ギャンブル等依存が疑われる者」の割合が、2017年度の日本医療研究開発機構（AMED）研究班の調査によれば、成人の0.8％であったことが記載されています。

　Ⅱの「ギャンブル等依存症対策の基本理念等」では、基本法の第3条、第4条に示されている基本理念等が記載されています。

　Ⅲの「ギャンブル等依存症対策推進基本計画の基本事項」では、本計画が、内閣官房長官を本部長とする推進本部による推進体制で、2019年度から2021年度までの3年間を対象とする計画であること、「基本的考え方」として、（1）PDCAサイクルによる計画的な不断の取組の推進、（2）多機関の連携・協力による総合的な取組の推進、（3）重層的かつ多段階的な取組の推進という3点に基づいて行われることが記載されています。

　Ⅳの「ギャンブル等依存症対策の推進に向けた施策について」では、「ギャンブル等依存症問題啓発週間の実施」と、全都道府県が速やかに推進計画を策定するように国が促進することが記載されています。

❷基本計画に示された取り組むべき具体的施策

　「取り組むべき具体的施策」を示した基本計画の第2章は、ⅠからⅦの7つの項目に分かれています。

（1）関係事業者の取組

　Ⅰの「関係事業者の取組」は、基本法の基本的施策の②に相当します。各公営競技は、「広告・宣伝の在り方」、「アクセス制限等」、「相談・治療につなげる取組」、「依存症対策の体制整備」という4つの項目立てで、ぱちんこは、2つ目の「アクセス制限等」を、「アクセス制限」と「施設内の取組」に分けた5つの項目立てで記載されています。いずれの事業者についても、注意喚起標語の大きさや秒数の確保を盛り込んだ広告宣伝指針の作成、本人・家族申告によるアクセス制限、購入限度額設定、ATM等の撤去、相談体制の強化、従業員教育、対策実施規定の制定などの項目に

ついて記載されています。これらの項目は、アメリカをはじめとする海外の IR 事業者の多くがギャンブル等依存症対策として用いている「責任あるギャンブリング」という戦略の 4 本柱である、自己排除、事前コミットメント、従業員トレーニング、警告メッセージを参考にしていると考えられます。

（2）相談・治療・回復支援

　続いて、Ⅱの「相談・治療・回復支援」を見ていきましょう。この節は、相談支援、治療支援、民間団体支援、社会復帰支援の 4 つの項目に分けて記載されています。それぞれ、基本法の基本的施策の④、③、⑥、⑤に相当します。

　相談支援については、全国の都道府県、政令指定都市の全てにギャンブル等依存症対策の相談拠点を置き、当事者だけでなく家族の支援も充実させること（設置場所としては都道府県、政令指定都市に置かれている精神保健福祉センターを想定）、女性支援センター（旧・婦人相談所）の相談員、児童相談所職員等、DV や児童虐待に関わる職員が適切な支援ができるように研修すること、消費者センター、法テラス、多重債務相談窓口など、経済問題を扱うところで適切な支援ができるように研修することなどが挙げられます。これをうけて、消費者庁と金融庁が連名で、相談対応マニュアルを作成しています（消費者庁・金融庁「ギャンブル等依存が疑われる方やその御家族からの多重債務問題に係る相談への対応に際してのマニュアル」（令和 2 年 3 月 31 日））。

　続いて治療支援については、全国の都道府県、政令指定都市の全てに治療拠点を置く、ギャンブル等依存症の治療プログラムを診療報酬化するといったことが挙げられています。

　民間団体への支援としては、依存症民間団体支援事業などの補助事業が想定されています。

　最後の社会復帰支援に関しては、2 つのことが想定されています。1 つはギャンブルによって経済的困窮に陥った当事者を、生活困窮者自立支援法に基づく「生活困窮者自立支援制度」を利用して支援していくことです。もう 1 つは、ギャンブル等依存症の当事者が、横領や窃盗などの犯罪を犯すことがあることから、受刑者・出所後の保護観察対象者に対して、回復プログラムや就労

の支援をしていくことです。

（3）予防教育・普及啓発

Ⅲの「予防教育・普及啓発」は、基本法の基本的施策の①にあたります。さまざまな媒体を活用した普及啓発の実施、ギャンブル等依存症について記載された新学習指導要領を活用した学校教育、金融経済教育におけるギャンブル等依存症の啓発、全都道府県に設置されている産業保健総合支援センター（さんぽセンター）注5を通じた職場における普及啓発などについて記載されています。

（4）依存症対策の基盤整備

続くⅣは「依存症対策の基盤整備」です。その柱は2つあり、一つは連携協力体制の構築で、もう一つは人材の確保です。それぞれ、基本法の基本的施策の⑦、⑧にあたります。

連携協力体制については図6-4のようなイメージが示されており、この体制を各都道府県で構築することを国は求めています。具体的には、精神保健福祉センター等が、図6-4に示されている

注5：独立行政法人労働者健康安全機構により設置されているセンターで、産業医、衛生管理者などの産業保健関係者への支援と、職場の健康管理への啓発を目的としている。

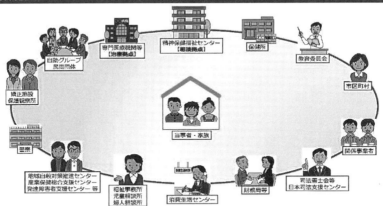

出典：内閣府「ギャンブル等依存症対策推進基本計画」2019.

図 6-4　各地域の包括的な連携協力体制の構築【イメージ】

機関を構成員とする連携会議を、毎年開催することが求められています。ここで、もちろん関係事業者も、地域の包括的な連携協力体制の中に組み込まれていることに注目してください。

人材の確保に関しては、医師、保健師、助産師、看護師、社会福祉士、精神保健福祉士、公認心理師、作業療法士、刑事施設職員、更生保護官署職員について、ギャンブル等依存症に対する教育を充実させることが求められています。

（5）調査研究、実態調査、多重債務問題等への取組

Ⅴの「調査研究」は、基本法の基本的施策の⑨にあたります。厚生労働省において、ギャンブル等依存症の標準的な治療プログラムの確立に向けたエビデンスの構築等、治療プログラムの全国的な普及に取り組むこと等が挙げられています。

Ⅵの「実態調査」は、基本法の基本的施策の⑩にあたります。3 年ごとの実態把握等を行っていくことが記載されています。

Ⅶの「多重債務問題等への取組」は、基本法の条文において明示的に記載はされていないものの、重要な取組 2 点について記載されています。

一つは、金融庁において、貸金業・銀行業における貸付自粛制度の適切な運用の確保および的確な周知の実施を行うことです。この貸付自粛制度は、関係事業者の取組のところで学んだ自己排除や上限額設定と並んで、ギャンブル等依存症の当事者が利用することができる重要な制度ですので、支援者側もしっかり理解しておく必要があります。

もう一つは、IR 推進法ではなく、基本法の附帯決議の第 11 項で求められている点ですが、警察庁において、違法に行われるギャンブル等の取締りの強化を行うことです。ちなみに、近年話題になっているオンラインカジノは、この「違法に行われるギャンブル等」として、警察庁が取り締まる対象になっています。

❸ 第 2 期基本計画

2019 年 4 月に基本計画が閣議決定されて以降、基本法第 23 条に基づく実態調査が行われ、また、計画の基本的考え方として示された PDCA サイクルの考え方に沿って、計画の進捗状況についても、数回にわたって取りまとめられました。また、2021 年

8月には基本法・基本計画に基づく実態調査の結果の公表が行われました。こうした結果に基づいて、推進本部、推進関係者会議での議論を経て、2022年3月に新たな基本計画が閣議決定されました（以下、第2期基本計画とします）。第2期基本計画の概要を図6-5に示します。

（1）大きく変わった項目

2019年策定の基本計画と大きく変わった項目は2つあります。1つ目は、基本計画第2章の「Ⅰ　関係事業者の取組」の中の、「公営競技における取組」に、インターネット投票におけるアクセス制限の強化として、視覚的に訴える新たな注意喚起表示の導入等が加わったことです。近年、社会状況の変化があり、公営競技におけるインターネット投票の利用増加により、売上に占めるインターネット投票の割合が上昇し、会員数も増加していま

ギャンブル等依存症対策推進基本計画　令和4年変更【概要】

**第一章
基本的考え方等**

**第二章
取り組むべき具体的施策**

Ⅰ　関係事業者の取組
Ⅰ－1〜3　公営競技における取組
・全国的な指針を踏まえた広告・宣伝の抑制
・インターネット投票におけるアクセス制限の強化
　（視覚的に訴える新たな注意喚起表示の導入等）
・競走場・場外発売所のATMの完全撤去
・相談体制の強化
・依存症対策の体制整備

Ⅰ－4　ぱちんこにおける取組
・全国的な指針を踏まえた広告・宣伝の抑制
・自己申告・家族申告プログラムの運用改善、利用促進に向けた広報の強化
・ぱちんこ営業所のATM等の撤去等
・相談体制の強化及び機能拡充のための支援
・地域連携の強化

Ⅱ　予防教育・普及啓発
・効果的な普及啓発の検討及び実施
・依存症の理解を深めるための普及啓発
・消費者向けの総合的な情報提供、青少年等への普及啓発
・学校教育における指導の充実、金融経済教育における啓発
・職場における普及啓発

Ⅲ　依存症対策の基盤整備・様々な支援
・各地域の包括的な連携協力体制の構築及び包括的な支援（「精神障害にも対応した地域包括ケアシステム」の構築推進　等）
・都道府県ギャンブル等依存症対策推進計画の策定促進
・相談拠点等における相談の支援
・その他の関係相談機関における体制強化　等
・全都道府県・政令指定都市における専門医療機関等の早期整備を含む精神科医療の充実
・自助グループをはじめとする民間団体への支援
・就労支援等や生活困窮者支援などの社会復帰支援
・医師の養成をはじめとする人材の確保

Ⅳ　調査研究・実態調査
・精神保健医療におけるギャンブル等依存症問題の実態把握　等
・関係事業者による調査及び実態把握

Ⅴ　多重債務問題等への取組
・貸付自粛制度の適切な運用確保及び制度の周知
・違法に行われるギャンブル等の取締りの強化

出典：ギャンブル等依存症対策推進本部「ギャンブル等依存症対策都道府県説明会（令和4年4月25日）」資料

図6-5　ギャンブル等依存症対策推進基本計画　令和4年変更【概要】

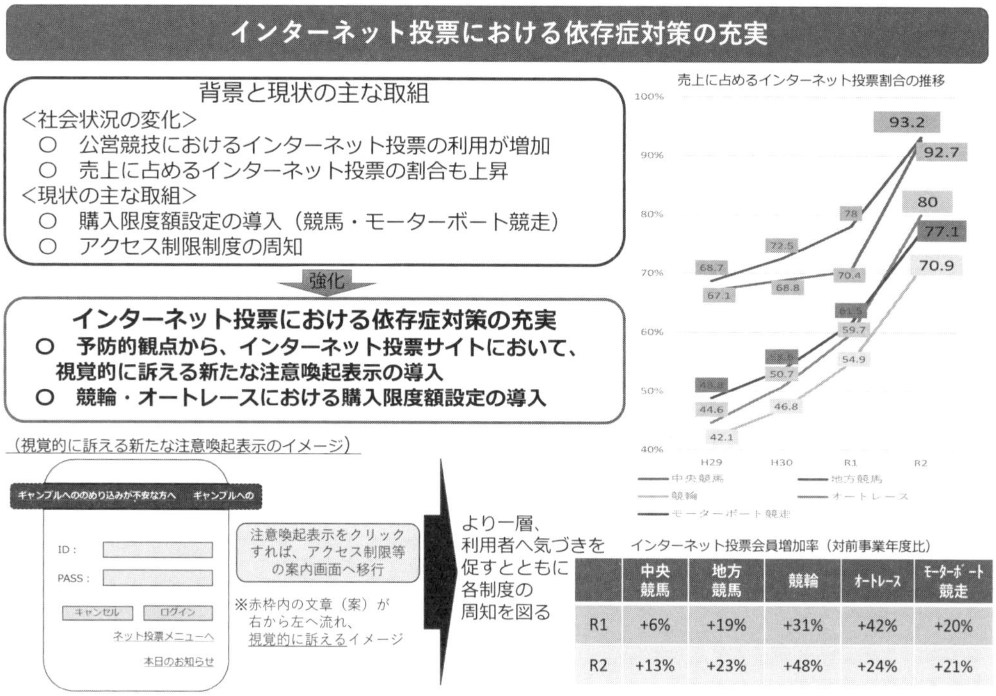

	中央競馬	地方競馬	競輪	オートレース	モーターボート競走
R1	+6%	+19%	+31%	+42%	+20%
R2	+13%	+23%	+48%	+24%	+21%

出典：ギャンブル等依存症対策推進本部「ギャンブル等依存症対策都道府県説明会（令和４年４月25日）」資料

図6-6　インターネット投票における依存症対策の充実

す。このため、更なる対策として、予防的観点から、インターネット投票サイトにおいて、注意喚起表示が右から左に流れ、利用者に視覚的に訴えるような、新たな注意喚起表示の導入を行うこととされています。

２つ目は、基本計画第２章の「Ⅲ　依存症対策の基盤整備・様々な支援」に各地域の包括的な連携協力体制の構築及び包括的な支援が加わったことです。地域における相談機関等の個々の体制整備（いわゆる、点の強化）は第１期の基本計画で進展したため、第２期の基本計画では、関係機関の連携や重層的な支援の構築の強化（いわゆる、面の強化）を進める必要があるとされています。具体的には、関係機関の参画する連携会議の開催等を通じた、都道府県・政令指定都市における包括的な連携協力体制構築を推進すること、およびギャンブル等依存症をその対象に含めた精神障害にも対応した地域包括ケアシステムの構築を推進し、市町村における地域精神保健の充実等の具体化に着手することとされています。

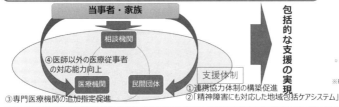

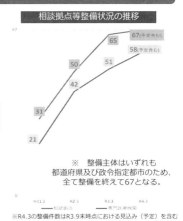

	包括的な支援の実現

背景
○ 地域における相談機関等の個々の体制整備は進んでいる
  ⇒ 「点の強化」は平成31年基本計画で進展した。
○ 関係機関の連携や重層的な支援の構築の強化が必要
  ⇒ 「面の強化」を令和４年基本計画で進める必要がある。

相談拠点等整備状況の推移

※ 整備主体はいずれも
都道府県及び政令指定都市のため、
全て整備を終えて67となる。

※R4.3の整備件数はR3.9末時点における見込み（予定）を含む

強化

**関係機関の連携の充実による
ギャンブル等依存症である者等の包括的な支援の実現**

当事者・家族

相談機関

④医師以外の医療従事者
の対応能力向上

医療機関　民間団体

③専門医療機関の追加指定促進

支援体制
①連携協力体制の構築促進
②「精神障害にも対応した地域包括ケアシステム」

包括的な支援の実現

支援・ 連携体制	①**都道府県・政令指定都市**における包括的な連携協力体制の構築の推進。 ②ギャンブル等依存症をその対象に含めた「精神障害にも対応した地域包括ケアシステム」の構築を推進し、**市町村**における地域精神保健の充実等の具体化に着手。
相談支援 治療支援	③**都道府県・政令指定都市**における追加の専門医療機関の選定を促進。 ④依存症を専門に扱う医師のほか、精神保健福祉士等のその他の医療従事者の対応能力の向上。

出典：ギャンブル等依存症対策推進本部「ギャンブル等依存症対策都道府県説明会（令和４年４月25日）」資料

図 6-7　包括的な支援の実現

（２）宝くじおよびスポーツ振興くじへの言及

　また、注目すべき点としては、宝くじおよびスポーツ振興くじへの言及が挙げられます。第１期基本計画において、宝くじおよびスポーツ振興くじが、基本計画における「関係事業者の取組」の対象に含まれていなかったことから、第２期基本計画において、「関係事業者の取組」の対象に含めるかどうかに関して、関係者会議においてさまざまな意見がありました。このため、第２章「Ⅳ調査研究・実態調査」の「精神保健医療におけるギャンブル等依存症問題の実態把握」の項目において、「なお、ギャンブル等依存症の疑われる者の状況に係る調査については、関係者会議での議論を踏まえ、本基本計画において関係事業者の取組の対象となっているギャンブル等と宝くじおよびスポーツ振興くじとの関係も含めた実態を把握できるように実施する」と追記されました。今後の実態調査の結果により、第３期以降の基本計画で、宝くじおよびスポーツ振興くじが「関係事業者の取組」の対象となるかが注目されるところです。

さまざまなギャンブルの紹介

第 7 章

日本のギャンブルと世界のギャンブル

第 1 章第 1 節にある通り、そもそもギャンブルは日本を含めた世界中の国に存在します。この章では日本に存在するギャンブルの形態および、世界にあるギャンブルについて紹介します。

1 日本のギャンブル

❶ 公営競技

日本のギャンブルに関連する法律面は第 3 章第 2 節で詳しく説明していますが、日本ではそもそも賭博、すなわちギャンブルは刑法第 185 条（賭博罪）で明確に禁止されています。しかし、ご存知の通り日本には競馬やモーターボート競走（競艇、ボートレース）などの公営競技（公営ギャンブル）が存在しています。

これらの公営競技が存在している、もしくは存在を許されている理由は「違法性が阻却（そきゃく）されている」からです。つまり、賭博罪の違法性をなくすためにさまざまな要件（公益性や運営主体の健全性など）が求められており、それをクリアすることによって違法な賭博行為（ギャンブル）ではないことになるのです。日本で現在行われている公営競技としては、競馬・モーターボート競走・競輪・オートレースの 4 競技があります。

（1）競馬（Horse racing）

競馬は日本のみならず、世界中で行われている公営競技の一つです。競馬は競馬法（昭和 23 年法律第 158 号）という法律によって規定されており、管轄するのは農林水産省です。競馬には中央競馬と地方競馬の 2 種類があり、いわゆる G Ⅰ レースや G Ⅱ レースなどの重賞レースは中央競馬の競馬場で開催され、それ以外の競馬、例えば東京の大井競馬場などは地方競馬です。競馬の馬券は競馬場で買うのが基本ですが、それ以外に場外馬券売り場（ウインズ）やインターネット（電話投票）で購入することも可能で

す。近年で競馬場や場外馬券売り場で直接購入される馬券よりもインターネットを通じて購入される馬券の方が売り上げが多くなっています。

（2）モーターボート競走（競艇、ボートレース）

モーターボート競走は日本と韓国で行われており、6 隻のボートが決められたコースを 3 周する速さを競う競技です。モーターボート競走はモーターボート競走法（昭和 26 年法律第 242 号）という法律によって規定されており、管轄するのは国土交通省です。モーターボート競走（ボートレース）の舟券はモーターボート競走場（ボートレース場）以外では場外舟券売り場（ボートピア）やインターネット投票で購入することができます。

（3）競輪

競輪は、自転車による競走で日本と韓国に存在する公営競技です。自転車競技法（昭和 23 年法律第 209 号）という法律によって規定されており、管轄するのは経済産業省です。オリンピックの正式種目として採用されたケイリン（Keirin）の語源となった競技でもあり、スポーツとしては世界的な認知度のある競技です。

（4）オートレース

オートレースは小型の特殊なバイクによる競走種目で、日本にのみ存在する公営競技です。小型自動車競走法（昭和 25 年法律第 208 号）という法律によって規定されており、管轄するのは競輪と同じく経済産業省です。公営競技としては一番規模が小さく、あまり知られていない競技でもあります。

❷ パチンコとパチスロ

パチンコとパチスロは風俗営業等の規制及び業務の適正化等に関する法律（通称：風俗営業法／風営法／風適法など）（昭和 23 年法律第 122 号）によって規定された「遊技」であり、法律上はギャンブルではないという位置付けになっています。しかし、ギャンブル等依存症対策基本法第 2 条において、「ギャンブル等」として公営競技と同等に定義されており、日本におけるギャンブル等依存症の半分以上の原因となっています。日本のどの都道府県にもパチンコ店は存在しますが、世界中の**電子ゲーム機器（EGM）**の大半が日本に存在するパチンコとパチスロの機器であることも

事実であり、日本はれっきとしたギャンブル大国であることの証拠にもなっています。

パチンコとパチスロは三店方式という特殊な換金方法を取っており、特殊景品を現金と交換するところがまさに「特殊な」ギャンブルです。

❸ 宝くじとスポーツ振興くじ

宝くじは当せん金付証票法（昭和23年法律第144号）で規定されており、管轄するのは総務省です。ここでの注意点としては、日本では宝くじは今のところギャンブル等依存症対策推進基本計画の「関係事業者」として位置付けられていないという点です。およそ宝くじや同類のくじを実施する国において、宝くじをギャンブル等依存症対策の対象と位置付けていない国は日本だけであり、世界から見ても異常な国といっていいでしょう。ギャンブル等依存症の原因の一つが宝くじであるのは明らかであり、今後のギャンブル等依存症対策推進基本計画での位置付けが注目されます。

スポーツ振興くじはスポーツ振興投票の実施等に関する法律（平成10年法律第63号）で規定されており、管轄するのは文部科学省です。スポーツ振興くじも宝くじ同様今のところギャンブル等依存症対策推進基本計画の「関係事業者」として位置付けられていません。

❹ 年賀はがき

およそ日本人がギャンブルであると認識していないものの最たるものが年賀状（年賀はがき）であると思われます。年賀状はお年玉付郵便葉書等に関する法律（昭和24年法律第224号）で規定されており、管轄は省庁ではなく民間の株式会社である日本郵便（旧・郵政省）です。現時点で民間が行っている唯一のギャンブル行為（富くじ行為）といってもいいものです。

❺ IR（統合型リゾート）におけるカジノ

これは日本ではまだ行われていないギャンブルです。IRとは統合型リゾート（Integrated Resort）の略で、IR施設におけるカジノ事業を指します。特定複合観光施設区域整備法(IR実施法)（平成30年法律第80号）によって区域認定を受けた箇所におけ

る欧米と同様のカジノ運営が認められることになっており、早ければ 2029 年度に開業される予定になっています。

❻ 違法ギャンブル

　ここまでの❶〜❺は合法なギャンブルを紹介しましたが、ここで紹介するのは全て違法なギャンブル行為です。ギャンブル等依存症の原因として近年増加しているのがオンラインカジノ（インターネットカジノ）におけるギャンブルです。オンラインカジノは後述するように日本以外の外国で運営されているカジノサイトです。日本国内の端末からこれらのオンラインカジノサイトにアクセスして、クレジットカード決済や電子決済等の決済方法を用いてギャンブルを行うことは刑法第 185 条（賭博罪）に違反する行為であり、逮捕・訴追されるおそれが高い行為です（現状では摘発事例が少ないだけです）。他の違法ギャンブル行為としては、反社会的勢力が経営する裏カジノ（闇カジノ）や闇パチンコ店の利用やノミ行為などが存在しており、毎年相当数の店舗が摘発されて検挙されていますが、その売上高や利用者数などの実態は全くわかっていません。

2　世界のギャンブル

❶ カジノのテーブルゲーム

　ギャンブルと聞いて多くの人が想像するのがカジノにおけるギャンブルでしょう。ここではカジノで行われている**テーブルゲーム**の一部を紹介します。

（1）ブラックジャック（Blackjack）

　ブラックジャックはカジノのテーブルゲームの中で代表的なトランプゲームの一つで、全てのカジノに存在するゲームです。ルールはシンプルで、配られたカードの合計が 21 を超えない範囲で、できるだけ 21 に近づけるというものです。配られたカードの合計が 22 以上になると自動的に負けになります。ブラックジャックの目的は、配られたカードの合計を 21 にできるだけ近づけることだと一般的には考えられていますが、ディーラーに勝つ（逆に言えばディーラーを負けさせる）ことが本当の目標です。派生

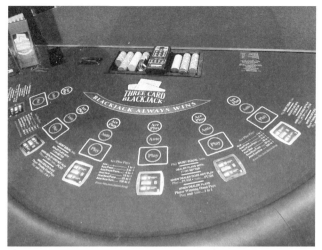

ブラックジャックの派生形の一つである3カードブラックジャックの
テーブル

ゲームとしてはスパニッシュ21／ポントゥーン（Spanish 21／
Pontoon）やブラックジャックスイッチ（Blackjack Switch）な
どがあります。

（2）ルーレット（Roulette）

　カジノといえばルーレット台のホイールが回っているシーンを
想像する人が多いと思われるほど、ルーレットはカジノの代表的
なテーブルゲームです。ルーレットはヨーロッパ発祥のゲームで、
ホイールと呼ばれる回転円盤に球を投げ入れて出目や赤／黒など
を当てるゲームです。

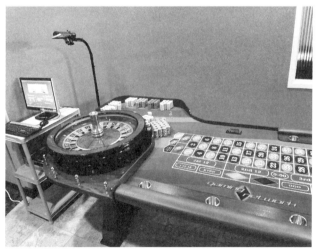

ルーレット台の写真

（3）バカラ（Baccarat）

　バカラはヨーロッパ発祥のゲームですが、現在ではカジノにおいて特に東アジア系（中国、韓国、日本など）の顧客に人気のあるゲームです。バカラには大きく3種類の派生形があり、現代のアメリカやアジアのカジノで主に遊ばれているのは「プントバンコ（Punto Banco）」と呼ばれるゲームがメインであり、残りの2種類の派生形である「バカラシュマンドフェール（Baccarat chemin de fer）」と「バカラバンク（Baccarat banque）」は専らヨーロッパのカジノでのみ見られます。プントバンコ式のバカラ、または単にバカラと呼ばれているゲームは極めてシンプルなゲームでバンカー（Banker）とプレイヤー（Player）に配られたトランプ2枚または3枚のカードの合計数字の下一桁の優劣を競うものです（9が最高で0が最低になります）。

（4）クラップス（Craps）

　クラップスはアメリカで最も人気のあるカジノゲームです。サイコロ2個を客が投げて出目の合計数によって勝ったり（払い戻しが発生する）、負けたり（ベットが没収される）するゲームですが、どのカジノでもクラップステーブルには人だかりができており、サイコロの出目によって大歓声や失望の溜息がこれほど聞こえるゲームは他にないでしょう。クラップステーブルはかなり大きいので目立ち、カジノでも人が一番多く通る場所に設置され

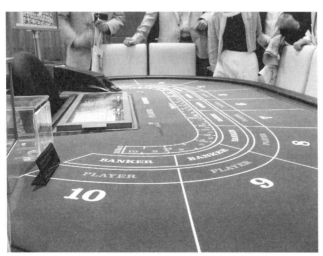

バカラテーブル

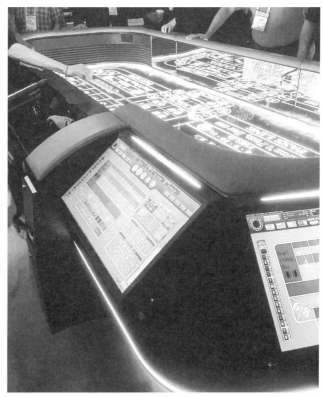

電子ゲームによるクラップステーブル

ていることが多いゲームです。

（5）ポーカー（Poker）

　ポーカーは日本でもよく知られているトランプゲームですが、

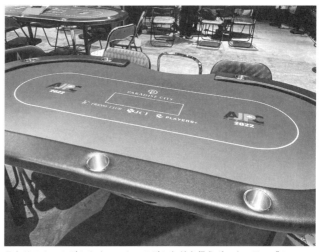

テキサスホールデムやオマハホールデムなどを行うポーカーテーブル

カジノでは2種類のスタイルがあります。ここでは客同士がチップ（お金）をやり取りするゲームの説明をします。ポーカーは基本的にトランプのカード5枚が自分のハンド（手札）となるゲームであり、目標としては、対戦相手よりも高い役のハンドを作るということになります。カジノでプレーされるポーカーとして最も有名なのがテキサスホールデム／ホールデム（Texas Hold'em）であり、90％以上がこのゲームだと言っても過言ではありません。テキサスホールデム以外にはセブンカードスタッド（Seven-card Stud）やオマハホールデム／オマハ（Omaha Hold'em）がよく遊ばれています。

（6）ポーカー派生テーブルゲーム
　　（Poker Variant Table Games）

　ポーカーのルールを用いて胴元側（ディーラー）と顧客（プレイヤー）が勝負をするタイプのテーブルゲームはカジノで非常に人気のあるゲームです。さまざまなゲームが考案されて実用化されており、有名なものとしては、

・パイガオポーカー（Pai Gow Poker）
・スリーカードポーカー（Three Card Poker）
・フォーカードポーカー（Four Card Poker）
・レットイットライド（Let It Ride）
・カリビアンスタッドポーカー（Caribbean Stud Poker）

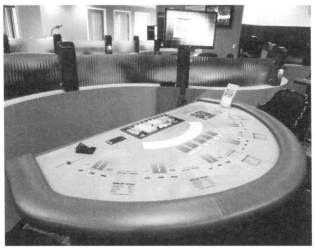

テーブルゲームとして行われるテキサスホールデムポーカー

・ミシシッピスタッド（Mississippi Stud）
・テキサスホールデムポーカー（Texas Hold'em Poker）
などがあります。これ以外にもさまざまなポーカー派生テーブル
ゲームが存在しています。

（7）大小／骰寶（Sic-Bo）

　大小／骰寶（Sic-Bo）は、中国発祥のサイコロを3個使用する
ゲームで、マカオのカジノを中心にオーストラリアやシンガポー
ルのカジノでも見られるゲームです。大小のプレイヤーは中華系
が多く、マカオやシンガポールでは人だかりがしているテーブル
も多く見られます。大小はシンプルなゲームでサイコロ3個を
振って出た出目が大（11〜17）か小（4〜10）かで基本的に分
けられます。

（8）牌九／パイガオ（Pai Gow）

　パイガオ（牌九）は中国由来の天九牌と呼ばれるドミノ（21
種類32枚）を使ったゲームであり、マカオのカジノを主として
アメリカ、シンガポール、オーストラリアのカジノでも見られま
す。プレーしているのはほぼ全員中華系の人たちです。

（9）カジノウォー（Casino War）

　カジノウォーはカジノにあるテーブルゲームの中でも最も単純
なゲームです。ゲームは至ってシンプルで、トランプ6デッキが
入ったシューからディーラーに1枚、プレイヤーに1枚のみが配

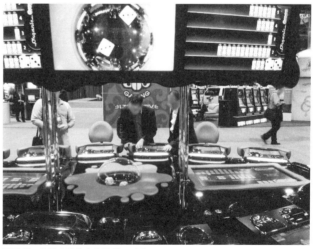

電子ゲームによる大小のステーブル

られ、どちらのカードが大きいかを比べるだけのゲームです(エースが最も強く、2が一番弱い)。

(10) その他のカジノテーブルゲーム

　これまで紹介したゲーム以外にも世界のカジノにはさまざまなテーブルゲームが存在します。例えば、ビッグシックスホイール(Big Six Wheel)、トラント・エ・カラント／赤と黒(Trente et Quarante ／ Rouge et Noir)、赤と白(Red & White)、番攤／ファンタン(Fan-Tan)などがあります。これらのテーブルゲームはマイナーゲームではありますが、それぞれの国や土地由来の伝統的な賭博がカジノのテーブルゲームとして導入されて遊ばれている例です。

❷ カジノのスロットマシン類

　❶で述べたテーブルゲーム以外にカジノに設置されているのがいわゆるスロットマシン等の電子ゲーム機器(EGM: Electronic Gaming Machine)です。主な種類としては、

　　(1) スロットマシン(Slots Machine)
　　(2) ビデオポーカー／ポーキー(Video Poker ／ Pokie)
　　(3) スキルゲーム(Skill-based games)
の3種類があります。

(1) スロットマシン(Slot Machine)

　これは誰もが写真を見たことのあるスロットマシンで、以前はボタン式ではなく、バー(棒)を引いて遊ぶ型式のマシンが主流

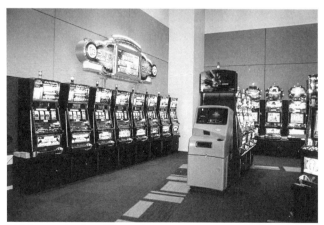

旧式のスロットマシンが並ぶカジノフロア

でした。デジタル化に伴い、ボタン式からタッチパネル式へと進化を遂げ、現在では液晶パネルのサイズの大きなものまで多種多様なスロットマシンがカジノで遊ばれています。

（2）ビデオポーカー／ポーキー
　　（Video Poker ／ Pokie）

　これはポーカーのマシンで、いわゆる「カードを交換する」ドローポーカーを遊ぶポーカーマシンを指します。オーストラリアでは「ポーキー（Pokie）」という名前で知られています。

（3）スキルゲーム（Skill-based games）

　近年増加している新型マシンで、単純に乱数発生マシンによって当たり外れが決まるスロットマシンとは異なり、プレイヤーのスキル要素や、プレイヤー同士の闘いも楽しむことができるマシンです。

❸ ビンゴとキノ

（1）ビンゴ／高額賞金ビンゴ
　　（Bingo ／ High-Stakes Bingo）

　ビンゴは、日本でもパーティーや宴会などで賞品を獲得する目的でビンゴ大会として行われることが多いですが、アメリカのカジノで行われるビンゴは現金が払い戻されるギャンブルです。通常は100ドル程度の払い戻し額ですが、週末などに行われる大きなイベントでの最高額では1000ドルを超えるものもあります。

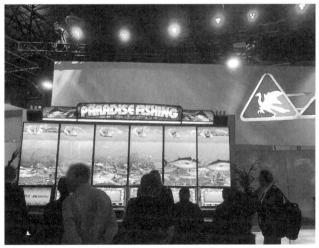

魚釣りを模した対人マシンゲーム

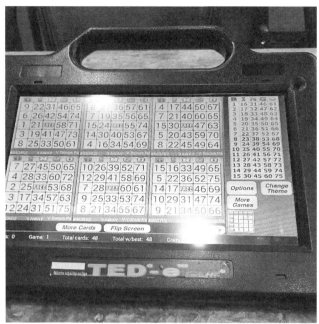

高額賞金ビンゴ専用のタブレットに表示されたビンゴカード

アメリカではビンゴゲーム専用のタブレット端末が用意されているカジノまであります。

（2）キノ（Keno）

　キノは主にアメリカのカジノで行われているゲームで、宝くじのロトによく似たゲームです。通常1〜80の数字の中から任意の個数の数字の組み合わせを客が選び、当たりとして発表される20個の数字のうちいくつ当たったかによって払い戻しが発生します。アメリカのカジノフロアにあるレストランやカフェにはキノの出目のスクリーンが設置されていることもあります。

❹パリミュチュエル（Parimutuel）

　日本以外の外国においてもパリミュチュエル形式の公営競技は開催されていますが、その多くは競馬（Horse racing）です。競馬以外で開催されている例としては、

　　（1）ドッグレース（Dog race）

　　（2）ハーネスレース（Harness racing）

　　（3）闘牛

　　（4）ハイアライ（Jai-alai）

があります。

（1）ドッグレース（Dog race）

これは文字通り犬のレースです。アメリカやイギリスなどで行われているのはグレイハウンドという犬種によるレースで、競馬とよく似た競技です。

（2）ハーネスレース（Harness racing）

これは別名繋駕速歩競走とも呼ばれる競馬の一種で、競馬のように騎手が直接乗馬するのではなく、馬の後ろにある車に乗って競走するものです。アメリカやカナダ、オーストラリア、ヨーロッパで行われており、競馬よりも人気のある国もあるぐらいです。

（3）闘牛

闘牛と聞くと、オペラ「カルメン」に代表されるような赤い布を持った闘牛士が活躍するスペインやメキシコの闘牛場を思い浮かべる方もいるでしょうが、公営競技としての闘牛は韓国で行われています。

（4）ハイアライ（Jai-alai）

これはハイアライ（Jai-alai）というスペインのバスク地方発祥のスポーツに対する公営競技です。フロリダ州マイアミやフィリピンで人気のあるスポーツで、「世界最速のスポーツ」（時速300 km近くになることもあります）とも呼ばれています。

❺宝くじ（Lottery）

宝くじは全世界で行われているギャンブルですが、日本よりも賞金の高い宝くじが多くあります。有名なのがアメリカのメガミリオンズ（Mega Millions）やパワーボール（Powerball）です。メガミリオンズはアメリカの45州で同時に開催される宝くじで、最低賞金額が2000万ドルという超高額宝くじです。1枚2ドルで購入でき、当選者がいない場合はキャリーオーバーが発生する仕組みになっているため、これまでの最高当選額は15億ドル（2018年10月）というとんでもない高額です。パワーボールでも最高当選額20億ドルというものが2022年11月に当たりました。

❻スポーツベッティング （Sports Betting ／ Sports Wagering）

スポーツベッティングはアメリカとヨーロッパ、そしてアジア

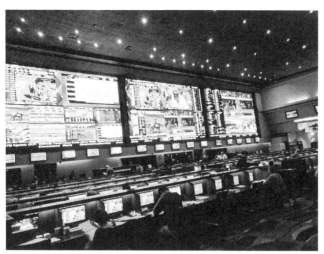

ラスベガスのスポーツブック（スポーツベッティングができるエリア）

諸国で人気のあるギャンブルです。通常のスポーツベッティング
は試合の勝ち負け等に賭けるものが多いですが、近年増加してい
るのがプロポジションベット／プロップベット（Proposition Bet
／Prop Bet）やフューチャーベット（Future Bet）と呼ばれる
オプションです。プロポジションベットは試合の勝ち負けではな
く、その試合における選手個人の成績等に賭けるもので、フュー
チャーベットはチームや選手のシーズン終了時の優勝やタイトル
の獲得等の将来の結果に賭けるものです。

❼ オンラインカジノ

　インターネットの普及で増加したのがオンラインカジノ、また
はインターネットカジノです。これはオンラインにあるウェブサ
イト上でルーレット、ブラックジャック、バカラ、ポーカーなど
のテーブルゲームやオンライン上のスロットマシンで遊ぶギャン
ブルで、クレジットカードや電子決済が利用されています。ヨー
ロッパやアメリカの一部の州、南米などでは合法化されており、
通常のカジノ（ランドカジノ）の収益には遠く及ばないものの、
コロナ禍以来業績が伸びています。

第**3**部　さまざまなギャンブルの紹介

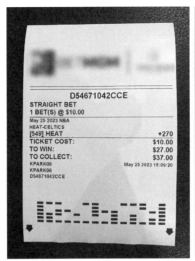

通常の試合の賭け（NBA プレーオフで
マイアミ・ヒートの勝利に賭けたベット）

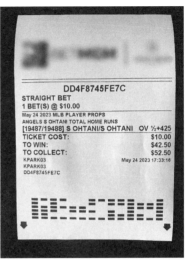

大谷翔平選手が特定の試合でホームランを
打つことに賭けたプロップベット

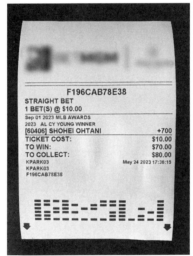

大谷翔平選手のア・リーグのサイ・ヤング
賞の受賞に賭けたフューチャーベット

用語解説・巻末資料

A ~ Z

DSM-5-TR：DSM（Diagnostic and Statistical Manual of Mental Disorders）とは、アメリカ精神医学会（American Psychiatric Association）によって出版されるもので、日本では「精神疾患の診断・統計マニュアル」と訳されています。精神科医による精神障害／疾患の国際的な診断基準とされているマニュアルで、ICDとともに世界中で用いられています。

　DSM は定期的に更新され、最新版は 2013 年に出版された第 5 版（DSM-5）でしたが、2022 年（和訳された書籍は 2023 年）に改訂版である DSM-5-TR（TR は Text Revision の略）が出版されました。和訳された書籍における、この DSM-5 から DSM-5-TR への改訂による大きな変更点の一つは、ギャンブル等依存症の診断名が「ギャンブル障害」から「ギャンブル行動症」に変更されたことです。

EGM ／マシンゲーム：EGM（Electronic Gaming Machine）やマシンゲームは電子ゲーム機とも呼ばれるギャンブル機械を指します。スロットマシン、VLT（Video Lottery Terminal）、ポーキー（ポーカー・マシン）などの種類がある EGM は、手軽に遊ぶことができるコンビニエンス・ギャンブリングの代表としてギャンブルの中で最もギャンブル等依存症を誘発する原因であるとされています。2019 年のデータでは、世界に 743 万台あると言われている EGM のうち、日本には 419 万台の EGM がパチンコ機、パチスロ機（遊技機）として存在しており、世界でも名だたるギャンブル大国です（The World Count of Gaming Machines 2019. https://gamingta.com/the-world-count-of-gaming-machines-2019/）。

GA：GA（Gamblers Anonymous）は、日本ではギャンブラーズ・アノニマスと呼ばれるギャンブル等依存症の自助プログラムを行うグループを指します。GA の参加資格はギャンブルをやめたいと思うことのみで、アノニマスという名前の通り匿名での参加が原則です。GA はアメリカで始まり、今では日本全国を含めた世界中で多くの GA グループが活動しています。GA では「12 のステップのプログラム」に基づき、グループ内で自分のギャンブル体験を正直に語り合い、自分のギャンブルの問題点と真摯に向き合います。

GI レース（重賞レース）：重賞レース（グレードレース）とは、公営競技（特に競馬）における目玉レースを指します。GⅠ／GⅡ／GⅢなどの格付けがあり、GⅠレースがいわゆるトップレースとして宣伝も大きくされるとともに、賞金額も高額になります。競馬の代表的なGⅠレースとしては「東京優駿（日本ダービー）」、「優駿牝馬（オークス）」、「天皇賞（春／秋）」、「有馬記念」、「宝塚記念」、「桜花賞」、「皐月賞」、「菊花賞」、「ジャパンカップ」などがあります。

ICD-11：ICD（International Statistical Classification of Diseases and Related Health Problems：国際疾病分類）は、WHO（世界保健機構）が作成する、国際的に統一した基準で定められた死因及び疾病の分類です。我が国では、ICD は、厚生労働省の発表する公的な統計（人口動態統計）や、医療機関における診療記録（カルテ）に記載する正式な病名として用いられています。現在、我が国においては、ICD の第 10 版にあたる ICD-10 が用いられていますが、すでに第 11 版にあたる ICD-11 が WHO の総会で承認されており、まもなく日本でも公的な統計や医療機関における診療記録に適用される予定です。ギャンブル等依存症は、ICD-10 では「病的賭博」と呼ばれますが、ICD-11 では、DSM-5-TR と同様に、「ギャンブル行動症」と呼ばれる予定です。

IR：IR（Integrated Resort）は、日本語では統合型リゾートと訳される言葉です。IR という単語が初めて使われた国はシンガポールで、当時のリー・シェンロン首相がシンガポール議会で「カジノ導入の検討ではなく、IR すなわち統合型リゾートの導入について検討している」ことを表明したことから広まりました。IR は「レジャーやエンターテイメント、ビジネスの場」であるべきだとされ、アメニティ（構成要件）としてカジノ以外にホテル、レストラン、ショッピング施設、コンベンション施設、劇場、ミュージアム、テーマパーク、水族館／動物園などが挙げられます。

PDCA サイクル：PDCA サイクルとは、ビジネスでもよく使われるマネジメント用語で、業務や計画などの改善サイクルを表します。具体的には

P：Plan（プラン：計画）

D：Do（ドゥ：実行）

C：Check（チェック：評価・検証）

A：Action（アクション：改善・対処）

という行動の頭文字を取ったもので、計画→実行→評価・検証→改善・対処という業務改善プロセスの流れを指します。

PG：PG（Problem Gaming ／ Problem Gambling）はいわゆるギャンブル等依存症の

総称として使われる用語です。プロブレム・ギャンブリングは医学的には「ギャンブル行動症」、「ギャンブル障害」と呼ばれることが多いですが、日本では法律にある「ギャンブル等依存症」もしくは「ギャンブル依存症」という呼び方が定着しています。

RG：RG（Responsible Gambling ／ Responsible Gaming）は「責任あるゲーミング」と訳されることが多いですが、PG をはじめとするさまざまなギャンブルの諸問題に対して政府省庁・自治体やカジノオペレーター（事業者）などの企業が自主的に取る CSR（Corporate Social Responsibility：企業の社会的責任）対策の総称として用いられます。RG はアメリカのカジノオペレーターが使い始めた用語で、主な内容としては、

・カジノ従業員へのギャンブル等依存症に関する教育・研修や啓発活動
・顧客がギャンブル等依存症になりにくい、または顧客がのめり込むことを予防するカジノフロアのデザイン
・ギャンブル場内における相談コーナー（ブース）や啓発・相談パンフレットの設置
・ギャンブル等依存症の顧客や家族に対する排除プログラムなどの抑止策の導入
・貧困層が多い（所得の低い）地域における CM、DM、新聞広告、広告看板などのプロモーション活動の自主規制

など、多岐にわたっています。

あ行

違法性阻却：違法性阻却とは、そもそも違法である行為を違法でなくする、すなわち合法化することで、刑法第 35 条～第 37 条に正当行為、正当防衛、緊急避難としてそれぞれ規定されています。日本ではギャンブルは刑法における賭博罪にあたるので基本的には違法行為となりますが、特別法に規定されることによって違法性が阻却された、合法なギャンブルも存在します（公営競技、宝くじ、スポーツ振興くじ、IR 内のカジノ）。

　過去の国会での答弁では、賭博罪の違法性阻却に必要な特別法の立法にあたって、以下に挙げるような 8 つの考慮要素があるとされています。
① 目的の公益性（収益の使途を公益性のあるものに限ることも含む。）
② 運営主体等の性格（官又はそれに準じる団体に限るなど）
③ 収益の扱い（業務委託を受けた民間団体が不当に利潤を得ないようにするなど）

④　射幸性の程度

⑤　運営主体の廉潔性（前科者の排除等）

⑥　運営主体の公的監督

⑦　運営主体の財政的健全性

⑧　副次的弊害（青少年への不当な影響等）の防止

か行

公営競技：公営競技とは、カジノやパチンコ店のような私企業によるギャンブル事業ではなく、政府省庁や自治体などの公的機関が主体的な事業者となって行われるギャンブル事業を指します。日本では競馬、ボートレース（競艇）、競輪、オートレースの４つの競技が違法性を阻却（そきゃく）された合法的な公営競技として存在しています。日本以外の国では上記の競技に加えてハーネスレース（繋駕速歩競走）やドッグレース（グレイハウンドレース）、闘牛、ハイアライなどが公営競技として行われています。

さ行

常習とばく：常習とばく（常習賭博）とは、刑法第186条第1項（常習賭博）で規定されており、前述の単純賭博に比べて重い罪が課せられます。「常習」という単語の定義は人によって異なると思われますが、過去の判例によると賭博の期間・回数、賭博の種類、賭け金の額の大きさ、賭博による前科の有無などによって常習性が認められるかどうかが判断されています。

スリップ（ぶり返し）：スリップはぶり返しとも呼ばれる行動です。アルコールや薬物と同様に、ギャンブル等依存症で治療を受けている人が一時的にギャンブルをやめている最中に、何かの拍子で再びギャンブル行動をしてしまうことを指します。スリップは通常何らかのトリガーが原因として存在し、そのトリガーを学習して避けることが依存症の治療につながります。

た行

単純賭博：単純賭博とは、刑法第185条（賭博罪）のことを指す言葉です。後述する「常習賭博」との区別を図るため、通称「単純賭博罪」や「単純賭博」と呼ばれています。公営競技等の違法性が阻却されているものを除くすべての違法なギャンブル行為はこの賭博罪の対象となります。例えば、賭けゴルフや賭けマージャン、オンラインカジノの利用、違法な闇カジノや闇パチンコ店の利用が賭博罪にあた

ります。

チェイシング（深追い）：チェイシングは英語で追いかけるという意味で、文字通り「負けを追いかける」行動です。特にギャンブル等依存症においては顕著な特徴として見られる行動で、ギャンブルの負けを取り返そうと「翌日以降の別の日に」ギャンブルをする行動をチェイシングと呼び、スクリーニングテストでもチェイシングについて尋ねる質問項目が入っています。

テーブルゲーム：テーブルゲームとは、文字通りテーブル上で行われるゲーム（ギャンブル）で、カジノで遊ばれることが多いです。テーブルゲームではトランプ（カード）やサイコロ（ダイス）を使うゲームが主流で、カジノではさまざまなテーブルゲームが遊ばれています。テーブルゲームでは通常ディーラー（クルピエ）と呼ばれるカジノ従業員がゲームの進行役として配置され、テーブルで遊ぶ顧客（プレイヤー）とのカジノチップのやり取りを行います。近年ではカジノの人件費の削減やゲームの回転を速くする（タイパを良くする）ために、ETG（Electronic Table Game）と呼ばれる電子テーブルゲームの導入も進んでいます。

ドーパミン：ドーパミンは脳内の神経伝達物質の一つです。依存症には脳内にある報酬系と呼ばれる快楽や喜びをもたらす神経回路が深く関係しているとされており、ドーパミンが分泌されると結果として快楽を覚えます。ギャンブル行動を繰り返すことで分泌されるドーパミンによって脳内で快楽と行動を結びつける「学習」が起きてしまい、その行動（ギャンブル）を再びしたくなります。

トリガー：トリガー（引き金）は、ギャンブル行動を取りたくなる衝動を生むもので、人によってさまざまです。特にトリガーとして多くみられるのは銀行やコンビニのATM、コンビニや書店のギャンブル雑誌や書籍のコーナー、同僚や知人のギャンブル体験談、ギャンブルに関するCMや広告などですが、人によっては財布の中の紙幣（現金）もギャンブル行動のトリガーとなることがあるので、ケースバイケースです。

な行

認知行動療法：認知行動療法はCBT（Cognitive Behavior Therapy）とも呼ばれる心理療法です。ギャンブル等依存症の認知行動療法にはさまざまな種類のものがありますが、基本的にはギャンブル行動に対する認知の歪みを検証し、さまざまな方法でその認知の歪みを修正したり、ギャンブル行動に至る引き金─欲望─ギャンブル行動という流れに着目し、その流れに介入する療法です。

は行

パチンコ（ぱちんこ）／パチスロ：パチンコ（ぱちんこ）とパチスロは日本において最もギャンブル等依存症と関連が深いといわれているギャンブルです。警察庁によれば日本全国にパチンコ・パチスロ店は 2022 年末で 7665 店舗もあり、コンビニエンス・ギャンブルの最たるものといってもいいでしょう（警察庁：「令和 4 年における風俗営業等の現状と風俗関係事犯等の取締り状況について」https://www.npa.go.jp/publications/statistics/safetylife/hoan/R5.fuzoku.toukei.teisei.pdf）。ただ、日本において「ぱちんこ」は法的な解釈としては「射幸心をそそるおそれのある遊技」という風俗営業等の規制及び業務の適正化等に関する法律の位置づけであってギャンブルではないことから、ギャンブル等依存症対策基本法では「ギャンブル等（公営競技、ぱちんこ屋に係る遊技その他の射幸行為）」という曖昧な名称が付けられたという経緯があります。

2 ギャンブル等依存症対策基本法

〔平成 30 年 7 月 13 日〕
〔法 律 第 74 号〕

注 令和 3 年 5 月 19 日法律第 36 号改正現在

　　　第 1 章　総則

（目的）

第 1 条　この法律は、ギャンブル等依存症がギャンブル等依存症である者等及びその家族の日常生活又は社会生活に支障を生じさせるものであり、多重債務、貧困、虐待、自殺、犯罪等の重大な社会問題を生じさせていることに鑑み、ギャンブル等依存症対策に関し、基本理念を定め、及び国、地方公共団体等の責務を明らかにするとともに、ギャンブル等依存症対策の基本となる事項を定めること等により、ギャンブル等依存症対策を総合的かつ計画的に推進し、もって国民の健全な生活の確保を図るとともに、国民が安心して暮らすことのできる社会の実現に寄与することを目的とする。

（定義）

第 2 条　この法律において「ギャンブル等依存症」とは、ギャンブル等（法律の定めるところにより行われる公営競技、ぱちんこ屋に係る遊技その他の射幸行為をいう。第 7 条において同じ。）にのめり込むことにより日常生活又は社会生活に支障が生じている状態をいう。

（基本理念）

第 3 条　ギャンブル等依存症対策は、次に掲げる事項を基本理念として行われなければならない。

　一　ギャンブル等依存症の発症、進行及び再発の各段階に応じた防止及び回復のための対策を適切に講ずるとともに、ギャンブル等依存症である者等及びその家族が日常生活及び社会生活を円滑に営むことができるように支援すること。

　二　ギャンブル等依存症対策を講ずるに当たっては、ギャンブル等依存症が、多重債

務、貧困、虐待、自殺、犯罪等の問題に密接に関連することに鑑み、ギャンブル等依存症に関連して生ずるこれらの問題の根本的な解決に資するため、これらの問題に関する施策との有機的な連携が図られるよう、必要な配慮がなされるものとすること。

（アルコール、薬物等に対する依存に関する施策との有機的な連携への配慮）

第4条　ギャンブル等依存症対策を講ずるに当たっては、アルコール、薬物等に対する依存に関する施策との有機的な連携が図られるよう、必要な配慮がなされるものとする。

（国の責務）

第5条　国は、第3条の基本理念にのっとり、ギャンブル等依存症対策を総合的に策定し、及び実施する責務を有する。

（地方公共団体の責務）

第6条　地方公共団体は、第3条の基本理念にのっとり、ギャンブル等依存症対策に関し、国との連携を図りつつ、その地域の状況に応じた施策を策定し、及び実施する責務を有する。

（関係事業者の責務）

第7条　ギャンブル等の実施に係る事業のうちギャンブル等依存症の発症、進行及び再発に影響を及ぼす事業を行う者（第15条及び第33条第2項において「関係事業者」という。）は、国及び地方公共団体が実施するギャンブル等依存症対策に協力するとともに、その事業活動を行うに当たって、ギャンブル等依存症の予防等（発症、進行及び再発の防止をいう。以下同じ。）に配慮するよう努めなければならない。

（国民の責務）

第8条　国民は、ギャンブル等依存症問題（ギャンブル等依存症及びこれに関連して生ずる多重債務、貧困、虐待、自殺、犯罪等の問題をいう。以下同じ。）に関する関心と理解を深め、ギャンブル等依存症の予防等に必要な注意を払うよう努めなければならない。

（ギャンブル等依存症対策に関連する業務に従事する者の責務）

第9条　医療、保健、福祉、教育、法務、矯正その他のギャンブル等依存症対策に関連する業務に従事する者は、国及び地方公共団体が実施するギャンブル等依存症対策に協力し、ギャンブル等依存症の予防等及び回復に寄与するよう努めなければならない。

（ギャンブル等依存症問題啓発週間）

第10条　国民の間に広くギャンブル等依存症問題に関する関心と理解を深めるため、ギャンブル等依存症問題啓発週間を設ける。

2　ギャンブル等依存症問題啓発週間は、5月14日から同月20日までとする。

3　国及び地方公共団体は、ギャンブル等依存症問題啓発週間の趣旨にふさわしい事業が実施されるよう努めるものとする。

（法制上の措置等）

第11条　政府は、ギャンブル等依存症対策を実施するため必要な法制上又は財政上の措置その他の措置を講じなければならない。

　　　　第2章　ギャンブル等依存症対策推進基本計画等

（ギャンブル等依存症対策推進基本計画）

第12条　政府は、ギャンブル等依存症対策の総合的かつ計画的な推進を図るため、ギャンブル等依存症対策の推進に関する基本的な計画（以下「ギャンブル等依存症対策推進基本計画」という。）を策定しなければならない。

2　ギャンブル等依存症対策推進基本計画に定める施策については、原則として、当該施策の具体的な目標及びその達成の時期を定めるものとする。

3　内閣総理大臣は、ギャンブル等依存症対策推進基本計画の案につき閣議の決定を求めなければならない。

4　政府は、ギャンブル等依存症対策推進基本計画を策定したときは、遅滞なく、これを国会に報告するとともに、インターネットの利用その他適切な方法により公表しなければならない。

5　政府は、適時に、第2項の規定により定める目標の達成状況を調査し、その結果をインターネットの利用その他適切な方法により公表しなければならない。

6　政府は、ギャンブル等依存症に関する状況の変化を勘案し、並びに第23条に規定する調査の結果及びギャンブル等依存症対策の効果に関する評価を踏まえ、少なくとも3年ごとに、ギャンブル等依存症対策推進基本計画に検討を加え、必要があると認めるときには、これを変更しなければならない。

7　第3項及び第4項の規定は、ギャンブル等依存症対策推進基本計画の変更について準用する。

（都道府県ギャンブル等依存症対策推進計画）

第13条　都道府県は、ギャンブル等依存症対策推進基本計画を基本とするとともに、当該都道府県の実情に即したギャンブル等依存症対策の推進に関する計画（以下この条において「都道府県ギャンブル等依存症対策推進計画」という。）を策定するよう努めなければならない。

2　都道府県ギャンブル等依存症対策推進計画は、医療法（昭和23年法律第205号）第30条の4第1項に規定する医療計画、健康増進法（平成14年法律第103号）第8

条第 1 項に規定する都道府県健康増進計画、アルコール健康障害対策基本法（平成
25 年法律第 109 号）第 14 条第 1 項に規定する都道府県アルコール健康障害対策推進
計画その他の法令の規定による計画であってギャンブル等依存症対策に関連する事項
を定めるものと調和が保たれたものでなければならない。

3　都道府県は、当該都道府県におけるギャンブル等依存症に関する状況の変化を勘案
し、並びに第 23 条に規定する調査の結果及び当該都道府県におけるギャンブル等依
存症対策の効果に関する評価を踏まえ、少なくとも 3 年ごとに、都道府県ギャンブル
等依存症対策推進計画に検討を加え、必要があると認めるときには、これを変更する
よう努めなければならない。

第 3 章　基本的施策

（教育の振興等）

第 14 条　国及び地方公共団体は、国民がギャンブル等依存症問題に関する関心と理解
を深め、ギャンブル等依存症の予防等に必要な注意を払うことができるよう、家庭、
学校、職場、地域その他の様々な場におけるギャンブル等依存症問題に関する教育及
び学習の振興並びに広報活動等を通じたギャンブル等依存症問題に関する知識の普及
のために必要な施策を講ずるものとする。

（ギャンブル等依存症の予防等に資する事業の実施）

第 15 条　国及び地方公共団体は、広告及び宣伝、入場の管理その他の関係事業者が行
う事業の実施の方法について、関係事業者の自主的な取組を尊重しつつ、ギャンブル
等依存症の予防等が図られるものとなるようにするために必要な施策を講ずるものと
する。

（医療提供体制の整備）

第 16 条　国及び地方公共団体は、ギャンブル等依存症である者等がその居住する地域
にかかわらず等しくその状態に応じた適切な医療を受けることができるよう、ギャン
ブル等依存症に係る専門的な医療の提供等を行う医療機関の整備その他の医療提供体
制の整備を図るために必要な施策を講ずるものとする。

（相談支援等）

第 17 条　国及び地方公共団体は、精神保健福祉センター（精神保健及び精神障害者福
祉に関する法律（昭和 25 年法律第 123 号）第 6 条第 1 項に規定する精神保健福祉セ
ンターをいう。第 20 条において同じ。）、保健所、消費生活センター（消費者安全法（平
成 21 年法律第 50 号）第 10 条の 2 第 1 項第 1 号に規定する消費生活センターをいう。
第 20 条において同じ。）及び日本司法支援センター（総合法律支援法（平成 16 年法
律第 74 号）第 13 条に規定する日本司法支援センターをいう。第 20 条において同じ。）

における相談支援の体制の整備その他のギャンブル等依存症である者等及びその家族に対するギャンブル等依存症問題に関する相談支援等を推進するために必要な施策を講ずるものとする。

（社会復帰の支援）

第18条　国及び地方公共団体は、ギャンブル等依存症である者等の円滑な社会復帰に資するよう、就労の支援その他の支援を推進するために必要な施策を講ずるものとする。

（民間団体の活動に対する支援）

第19条　国及び地方公共団体は、ギャンブル等依存症である者等が互いに支え合ってその予防等及び回復を図るための活動その他の民間団体が行うギャンブル等依存症対策に関する自発的な活動を支援するために必要な施策を講ずるものとする。

（連携協力体制の整備）

第20条　国及び地方公共団体は、第14条から前条までの施策の効果的な実施を図るため、第16条の医療機関その他の医療機関、精神保健福祉センター、保健所、消費生活センター、日本司法支援センターその他の関係機関、民間団体等の間における連携協力体制の整備を図るために必要な施策を講ずるものとする。

（人材の確保等）

第21条　国及び地方公共団体は、医療、保健、福祉、教育、法務、矯正その他のギャンブル等依存症対策に関連する業務に従事する者について、ギャンブル等依存症問題に関し十分な知識を有する人材の確保、養成及び資質の向上のために必要な施策を講ずるものとする。

（調査研究の推進等）

第22条　国及び地方公共団体は、ギャンブル等依存症の予防等、診断及び治療の方法に関する研究その他のギャンブル等依存症問題に関する調査研究の推進並びにその成果の普及のために必要な施策を講ずるものとする。

（実態調査）

第23条　政府は、3年ごとに、ギャンブル等依存症問題の実態を明らかにするため必要な調査を行い、その結果をインターネットの利用その他適切な方法により公表しなければならない。

　　　第4章　ギャンブル等依存症対策推進本部

（設置）

第24条　ギャンブル等依存症対策を総合的かつ計画的に推進するため、内閣に、ギャンブル等依存症対策推進本部（以下「本部」という。）を置く。

（所掌事務）

第25条　本部は、次に掲げる事務をつかさどる。

一　ギャンブル等依存症対策推進基本計画の案の作成及び実施の推進に関すること。

二　関係行政機関がギャンブル等依存症対策推進基本計画に基づいて実施する施策の
　　総合調整及び実施状況の評価に関すること。

三　前2号に掲げるもののほか、ギャンブル等依存症対策で重要なものの企画及び立
　　案並びに総合調整に関すること。

2　本部は、次に掲げる場合には、あらかじめ、ギャンブル等依存症対策推進関係者会
　議の意見を聴かなければならない。

一　ギャンブル等依存症対策推進基本計画の案を作成しようとするとき。

二　前項第2号の評価について、その結果の取りまとめを行おうとするとき。

3　前項（第1号に係る部分に限る。）の規定は、ギャンブル等依存症対策推進基本計
　画の変更の案の作成について準用する。

（組織）

第26条　本部は、ギャンブル等依存症対策推進本部長、ギャンブル等依存症対策推進
　副本部長及びギャンブル等依存症対策推進本部員をもって組織する。

（ギャンブル等依存症対策推進本部長）

第27条　本部の長は、ギャンブル等依存症対策推進本部長（以下「本部長」という。）
　とし、内閣官房長官をもって充てる。

2　本部長は、本部の事務を総括し、所部の職員を指揮監督する。

（ギャンブル等依存症対策推進副本部長）

第28条　本部に、ギャンブル等依存症対策推進副本部長（以下「副本部長」という。）
　を置き、国務大臣をもって充てる。

2　副本部長は、本部長の職務を助ける。

（ギャンブル等依存症対策推進本部員）

第29条　本部に、ギャンブル等依存症対策推進本部員（次項において「本部員」という。）
　を置く。

2　本部員は、次に掲げる者（第1号から第10号までに掲げる者にあっては、副本部
　長に充てられたものを除く。）をもって充てる。

一　国家公安委員会委員長

二　内閣府設置法（平成11年法律第89号）第11条の特命担当大臣

三　内閣府設置法第11条の2の特命担当大臣

四　総務大臣

五　法務大臣

六　文部科学大臣

七　厚生労働大臣

八　農林水産大臣

九　経済産業大臣

十　国土交通大臣

十一　前各号に掲げる者のほか、本部長及び副本部長以外の国務大臣のうちから、本部の所掌事務を遂行するために特に必要があると認める者として内閣総理大臣が指定する者

（資料提供等）

第30条　関係行政機関の長は、本部の定めるところにより、本部に対し、ギャンブル等依存症に関する資料又は情報であって、本部の所掌事務の遂行に資するものを、適時に提供しなければならない。

2　前項に定めるもののほか、関係行政機関の長は、本部長の求めに応じて、本部に対し、本部の所掌事務の遂行に必要なギャンブル等依存症に関する資料又は情報の提供及び説明その他必要な協力を行わなければならない。

（資料の提出その他の協力）

第31条　本部は、その所掌事務を遂行するため必要があると認めるときは、地方公共団体、独立行政法人（独立行政法人通則法（平成11年法律第103号）第2条第1項に規定する独立行政法人をいう。）及び地方独立行政法人（地方独立行政法人法（平成15年法律第118号）第2条第1項に規定する地方独立行政法人をいう。）の長並びに特殊法人（法律により直接に設立された法人又は特別の法律により特別の設立行為をもって設立された法人であって、総務省設置法（平成11年法律第91号）第4条第1項第八号の規定の適用を受けるものをいう。）の代表者に対して、資料の提出、意見の表明、説明その他必要な協力を求めることができる。

2　本部は、その所掌事務を遂行するために特に必要があると認めるときは、前項に規定する者以外の者に対しても、必要な協力を依頼することができる。

（ギャンブル等依存症対策推進関係者会議）

第32条　本部に、第25条第2項（同条第3項において準用する場合を含む。）に規定する事項を処理するため、ギャンブル等依存症対策推進関係者会議（次条において「関係者会議」という。）を置く。

第33条　関係者会議は、委員20人以内で組織する。

2　関係者会議の委員は、ギャンブル等依存症である者等及びその家族を代表する者、

関係事業者並びにギャンブル等依存症問題に関し専門的知識を有する者のうちから、内閣総理大臣が任命する。

3　関係者会議の委員は、非常勤とする。

（事務）

第34条　本部に関する事務は、内閣官房において処理し、命を受けて内閣官房副長官補が掌理する。

（主任の大臣）

第35条　本部に係る事項については、内閣法（昭和22年法律第5号）にいう主任の大臣は、内閣総理大臣とする。

（政令への委任）

第36条　この法律に定めるもののほか、本部に関し必要な事項は、政令で定める。

　　　附　則

（施行期日）

1　この法律は、公布の日から起算して3月を超えない範囲内において政令で定める日から施行する。

（検討）

2　本部については、この法律の施行後5年を目途として総合的な検討が加えられ、その結果に基づいて必要な措置が講ぜられるものとする。

3　前項に定める事項のほか、この法律の規定については、この法律の施行後3年を目途として、この法律の施行状況等を勘案し、検討が加えられ、必要があると認められるときは、その結果に基づいて所要の措置が講ぜられるものとする。

　　　附　則　（令和3年5月19日法律第36号）　抄

（施行期日）

第1条　この法律は、令和3年9月1日から施行する。

3

SOGS
（サウス・オークス・ギャンブリング・スクリーン）

1. 今までに、あなたは次のタイプのギャンブルのうち、どれをしたことがありますか。それぞれのギャンブルについてどのくらいやっていたかを、「全くしたことがない」「週に1回未満」「週に1回以上」から選んで○印をつけてください。（○は（1）～（15）それぞれ1つずつ）

		全くしたことがない	週に1回未満	週に1回以上
（1）	パチンコ			
（2）	スロットマシン、ポーカーマシン等のゲーム機			
（3）	競馬			
（4）	競輪			
（5）	競艇やオートレース			
（6）	賭け麻雀、賭け将棋			
（7）	インターネット賭博			
（8）	花札、バカラやポーカーなどカードを使った賭博			
（9）	野球賭博などスポーツにお金を賭ける賭博			
（10）	サイコロ賭博（丁半賭博、チンチロリンなど）			
（11）	金を賭けたゴルフ、ビリヤード、ダーツ等の試合			
（12）	合法または非合法のカジノ			
（13）	ナンバーズ、宝くじ、サッカーくじなどを使った賭博			
（14）	証券の信用取引、または先物取引市場への投資			

(15)	上記以外のギャンブルをした（詳しく記入してください） （　　　　　）			

2. 上記のギャンブルを最初にしたのは何歳ですか。　（　　　）歳

3. 今までに1日に賭けた金額の最高額はどのくらいですか。（○は1つ）

1	100円以下
2	101円から1000円まで
3	1001円から10000円まで
4	10001円から100000円まで
5	100001円から1000000円まで
6	1000000円より多い

4. ギャンブルで負けた時、負けた分を取り戻すためにまた、ギャンブルをしたことがありますか。（○は1つ）

　　1　全くそのようなことをしたことはない

　　2　時々そうした（負けた回数の半分はしていない）

　　3　負けた時は、たいていそうした

　　4　負けた時は、いつもそうした

5. 実際はギャンブルで負けたのに、勝っていると吹聴したことがありますか。（○は1つ）

　　1　いいえ、一度もない（あるいはギャンブルをしたことがない）

　　2　はい、でも負けた回数の半分もない

　　3　はい、たいていそうだった

6. 自分には、賭けごとやギャンブルの問題があると思ったことがありますか。（○は1つ）

　　1　いいえ

　　2　はい、過去にはあったが今はない

　　3　はい

7. 意図していた以上にギャンブルをしたことがありますか。

    1   はい

    2   いいえ

8. あなたのギャンブルについてまわりの人から非難されたことがありますか。

    1   はい

    2   いいえ

9. 自分のギャンブルのやり方や、ギャンブルによって生じたことについて罪悪感を感じたことがありますか。

    1   はい

    2   いいえ

10. 実際にはやめられないと分かっていても、ギャンブルを止めたいと思ったことはありますか。

    1   はい

    2   いいえ

11. ギャンブルをしていることを配偶者や子供、その他あなたにとって大事な人に知られないように、ギャンブルの券や宝くじ、賭博用の資金などを隠したことがありますか。

    1   はい

    2   いいえ

12. お金の使い方について、同居している人と口論になったことがありますか。

    1   はい

    2   いいえ（質問 14 へお進みください）

13. 【上記質問 12 の回答が「1　はい」なら】

そのお金に関する口論の原因が、主にあなたのギャンブルだったことがありますか。

    1   はい

    2   いいえ

14. 誰かからお金を借りたのに、ギャンブルのために返せなくなったことがありますか。

    1 はい

    2 いいえ

15. ギャンブルのために、仕事や学業の時間を浪費したことがありますか。

    1 はい

    2 いいえ

16. ギャンブルのためか、ギャンブルによる借金を返すためにお金を借りた経験があり
    ますか。

    1 ある

    2 ない

16a. 誰またはどこから借りましたか。次の（a）から（i）のそれぞれについて、「は
    い」か「いいえ」でお答えください。

（a） 家計から借りましたか　　1 はい　　2 いいえ

（b） 配偶者から借りましたか　　1 はい　　2 いいえ

（c） その他の親戚から借りましたか　　1 はい　　2 いいえ

（d） 銀行、ローン会社、信用組合から借りましたか　　1 はい　　2 いいえ

（e） クレジットカードで借りましたか　　1 はい　　2 いいえ

（f） サラ金や闇金融から借りましたか　　1 はい　　2 いいえ

（g） 株券、債券、保険を換金して借りましたか　　1 はい　　2 いいえ

（h） 自分または家族の財産を処分して借りましたか　　1 はい　　2 いいえ

（i） 当座預金口座から(不正な小切手を発行した)借りましたか　　1 はい　　2 いいえ

採点：

質問1から3　　集計しない

質問4　　　　　3，4で1点

質問5　　　　　2，3で1点

質問6　　　　　2，3で1点

質問7〜11　　　1で1点

質問12　　　　　集計しない

質問13〜16　　　1で1点

質問16a　　　　1の項目それぞれについて1点

注：2017 年、2020 年の久里浜医療センターによる全国調査では、質問 16a の（f）にあるサラ金は、（d）の銀行、ローン会社、信用組合と同じ選択肢に入れられている。

出典：樋口進「成人の飲酒と生活習慣に関する実態調査研究」（厚生労働科学研究費補助金（循環器疾患等生活習慣病対策総合研究事業）わが国における飲酒の実態ならびに飲酒に関連する生活習慣病、公衆衛生上の諸問題とその対策に関する総合的研究（主任研究者：石井裕正）平成 20 年度分担研究報告書）2009 を改変
（原 本 は Lesieur, H. R. & Blume, S. B., "The South Oaks Gambling Screen（SOGS）: A new instrument for the identification of pathological gamblers," *American Journal of Psychiatry*, Vol.144（9）, pp.1184-1188, 1987.）

4 PGSI-J
（問題ギャンブル重症度指数）

PGSI-J

回答のしかた

　以下の9問のギャンブルについての質問について、過去12ヶ月のあなたのご状況に最もよくあてはまるものにチェックしてください。

1　過去12ヶ月間について考えてください。どのくらいの頻度で、失っても本当に大丈夫な金額以上のお金を賭けましたか。

□ まったくない
□ 時々
□ たいていの場合
□ ほとんどいつも

2　過去12ヶ月間について考えてください。どのくらいの頻度で、同じだけの興奮の感覚を得るために、それまでよりも多くの金額をギャンブルに費やさねばなりませんでしたか。

□ まったくない
□ 時々
□ たいていの場合
□ ほとんどいつも

3　過去12ヶ月間について考えてください。どのくらいの頻度で、ギャンブルで負けた金額を取り返そうと、別の日にギャンブルをしに戻りましたか。

□ まったくない
□ 時々
□ たいていの場合
□ ほとんどいつも

4　過去12ヶ月間について考えてください。どのくらいの頻度で、ギャンブルをするお金を得るために借金をしたり、物を売ったりしましたか。

□ まったくない
□ 時々
□ たいていの場合
□ ほとんどいつも

5　過去12ヶ月間について考えてください。どのくらいの頻度で、自分がギャンブルに関して問題を抱えているかもしれないと感じましたか。
□ まったくない
□ 時々
□ たいていの場合
□ ほとんどいつも

6　過去12ヶ月間について考えてください。どのくらいの頻度で、あなたがその通りだと思うかどうかに関わらず、周囲の人々があなたが賭け事をすることを批判したり、あなたがギャンブルの問題を抱えていると言ってきたりしましたか。
□ まったくない
□ 時々
□ たいていの場合
□ ほとんどいつも

7　過去12ヶ月間について考えてください。どのくらいの頻度で自身のギャンブルのやり方や、ギャンブルの結果として起こることについて、悪いとか申し訳ないと感じましたか。
□ まったくない
□ 時々
□ たいていの場合
□ ほとんどいつも

8　過去12ヶ月間について考えてください。どのくらいの頻度で、ギャンブルが健康問題を引き起こしましたか。これにはストレスや不安も含みます。
□ まったくない
□ 時々
□ たいていの場合

□ ほとんどいつも

9 過去12ヶ月間について考えてください。どのくらいの頻度で、ご自身のギャンブルによって、ギャンブルによって、あなたやご家庭に金銭的問題が引き起こされましたか。

□ まったくない
□ 時々
□ たいていの場合
□ ほとんどいつも

PGSIでは、各項目0〜3点（0：まったくない，1：時々，2：たいていの場合，3：ほとんどいつも）、9項目合計で0〜27点の範囲をとり、合計点によって以下のように分類されます。

0点：non-problem gambler

1〜2点：low risk gambler

3〜7点：moderate

8〜27点：problem gambler

（出典：日本のギャンブル障害関連尺度　https://sites.google.com/view/gambling-scales-japan/）

5 ギャンブル等依存症が疑われる方やその御家族からの 多重債務問題に係る相談への対応に際してのマニュアル

下記 URL をご覧ください。

https://www.fsa.go.jp/policy/kashikin/gambling/20200331/01.pdf

（2024 年 1 月 20 日現在）

6　GAの回復のためのプログラム

1．私たちはギャンブルに対して無力であり、思い通りに生きていけなくなっていたことを認めた。

2．自分を越えた大きな力が、私たちの考え方や生活を健康なものに戻してくれると信じるようになった。

3．私たちの意志と生き方を自分なりに理解したこの力の配慮にゆだねる決心をした。

4．恐れずに、徹底して、モラルと財務の棚卸しを行ない、それを表に作った。

5．自分に対し、そしてもう一人の人に対して、自分の過ちの本質をありのままに認めた。

6．こうした性格上の欠点全部を、取り除いてもらう準備がすべて整った。

7．私たちの短所を取り除いてくださいと、謙虚に（自分の理解している）神に求めた。

8．私たちが傷つけたすべての人の表を作り、その人たち全員に進んで埋め合わせをしようとする気持ちになった。

9．その人たちやほかの人を傷つけない限り、機会あるたびに、その人たちに直接埋め合わせをした。

10．自分自身の棚卸しを続け、間違ったときは直ちにそれを認めた。

11．祈りと黙想を通して、自分なりに理解した神との意識的な触れ合いを求め、神の意志を知ることと、それを実践する力だけを求めた。

12．私たちのすべてのことにこの原理を実行しようと努力を続け、このメッセージをほかの強迫的ギャンブラーに伝えるように努めた。

（GA日本　ミーティングハンドブックより引用）

おわりに

　本書は、ギャンブル等依存症対策で非常に大きな役割を担う、いわゆる「関係事業者」の従業員の方々に、必要となる基礎知識を学んでいただくためのテキストとして編集しました。ここで、関係事業者とは、公営競技（中央競馬、地方競馬、競輪、モーターボート競走、オートレース）、パチンコとパチスロ、そして近い将来開業予定の IR に開設されるカジノに関わる事業者のことを指します。また、将来これらの関係事業者やその関連企業に就職する可能性がある大学生のみなさんにギャンブル等依存症について学んでいただくための、教科書または副読本として使用することも想定しています。

　本書の内容としては、まずはギャンブル等依存症について大まかなイメージをつかんでいただくための架空体験談から始まり、続いてギャンブルとギャンブル等依存症、関連する法制度について述べた入門編的な位置づけの第 1 部、さまざまな治療法や、関係事業者の対策の大きな柱の一つである自己排除プログラム、そして国のギャンブル等依存症対策全体に関する概説をまとめた第 2 部、最後に日本のギャンブルと世界のギャンブルについて紹介する第 3 部からなっています。

　実のところ、ギャンブル等依存症に関して、これだけ幅広い視点からまとめた書籍は、我が国においてこれまでにありませんでした。本書を学び終わったみなさんは、ギャンブル等依存症に関しては、十分な基礎知識が身に付いたと自信を持っていただいてよいと考えます。

　ギャンブル等依存症の対策について、関係事業者の行う対策は、ギャンブル等依存症対策推進基本計画（令和 4 年 3 月 25 日閣議決定）において、取り組むべき具体的施策について記載された第 2 章の全 109 ページのうち、49 ページ、すなわち 45％ を占めています。それだけ、関係事業者の従業員の方々が、ギャンブル等依存症対策において果たす役割は大きいといえるでしょう。本書で学んだみなさんが、ギャンブル等依存症で苦しむ方々の支援において、大いに活躍されることを祈念しています。

　2024 年 2 月

編者　小原　圭司

編者紹介

谷岡　一郎 （たにおか・いちろう）

大阪商業大学学長。学校法人谷岡学園理事長。
1980 年慶応義塾大学法学部卒業。1983 年南カリフォルニア大学行政管理学部大学院修士課程修了。1989 年同大学社会学部大学院博士課程修了。
〔主な著書〕
『ギャンブルフィーヴァー―依存症と合法化論争』（中公新書、1996）、『現代パチンコ文化考』（ちくま新書、1998）、『「社会調査」のウソ―リサーチ・リテラシーのすすめ』（文春新書、2000）、『カジノが日本にできるとき―「大人社会」の経済学』（PHP 新書、2002）

小原　圭司 （こばら・けいじ）

島根県立心と体の相談センター（島根県精神保健福祉センター）所長。精神科専門医、精神科指導医、精神保健指定医。
1993 年東京大学医学部卒業。東京大学医学部附属病院、虎の門病院、松沢病院、関東医療少年院などを経て2012 年より現職。
〔主な著書〕
『10 代のための人見知りと社交不安のワークブック』（訳、星和書店、2013）、『ポジティブ心理学、ACT、マインドフルネス―しあわせな人生のための 7 つの基本』（監訳、星和書店、2019）、『本当の依存症の話をしよう』（共著、共監訳、星和書店、2019）、『メンタルヘルス・ファーストエイド―こころの応急処置マニュアルとその活用』（共編、創元社、2021）、『ギャンブル障害回復トレーニングプログラム（SAT-G）活用ガイドブック』（共編著、中央法規出版、2022）

執筆者および執筆分担（五十音順）

大谷　信盛 （おおたに　のぶもり）
大阪商業大学アミューズメント産業研究所研究員

第 3 章第 1 節

木戸　盛年 （きど　もりとし）
愛知みずほ大学人間科学部講師

第 2 章第 2 節、第 5 章

小原　圭司 （こばら　けいじ）
島根県立心と体の相談センター所長

イントロダクション
第 2 章第 1 節、第 4 章、第 6 章第 2 節

谷岡　一郎 （たにおか　いちろう）
大阪商業大学学長、学校法人谷岡学園理事長

第 1 章第 1・2 節
第 2 章第 3 節、第 3 章第 2 節、第 6 章第 1 節

谷岡　辰郎 （たにおか　たつろう）
大阪商業大学経済学部特任准教授、学校法人谷岡学園理事・法人本部長・秘書室長

第 7 章、用語解説

ギャンブル等依存症対策士資格認定テキスト
〈ベーシックコース〉

2024 年 2 月 20 日　発行

監　修	一般社団法人ギャンブル等依存症対策研究会
編　集	谷岡一郎・小原圭司
発行者	荘村明彦
発行所	中央法規出版株式会社
	〒 110-0016　東京都台東区台東 3-29-1　中央法規ビル
	TEL 03-6387-3196
	https://www.chuohoki.co.jp/
印刷・製本	株式会社太洋社
本文・装幀デザイン	二ノ宮匡（ニクスインク）
本文イラスト	すぎやまえみこ

ISBN978-4-8243-0002-7